U0196955

医学影像
人工智能处理和分析

Medical Imaging Artificial Intelligence
Processing and Analysis

主审 刘士远 沈定刚
主编 卢 洁 黄 靖 孙洪赞

北京大学医学出版社

YIXUE YINGXIANG RENGONG ZHINENG CHULI HE FENXI

图书在版编目（CIP）数据

医学影像人工智能处理和分析 ／ 卢洁，黄靖，孙洪赞

主编． —— 北京 ： 北京大学医学出版社，2024．10.

ISBN 978-7-5659-3272-4

Ⅰ. R445-39

中国国家版本馆 CIP 数据核字第 20244J6D42 号

医学影像人工智能处理和分析

主　　编：卢　洁　黄　靖　孙洪赞

出版发行：北京大学医学出版社

地　　址：（100191）北京市海淀区学院路 38 号　北京大学医学部院内

电　　话：发行部 010-82802230；图书邮购 010-82802495

网　　址：http://www.pumpress.com.cn

E-mail：booksale@bjmu.edu.cn

印　　刷：北京信彩瑞禾印刷厂

经　　销：新华书店

责任编辑：畅晓燕　　责任校对：靳新强　　责任印制：李　啸

开　　本：787 mm×1092 mm　1/16　印张：12.25　字数：306 千字

版　　次：2024 年 10 月第 1 版　2024 年 10 月第 1 次印刷

书　　号：ISBN 978-7-5659-3272-4

定　　价：128.00 元

编者名单

主　审　刘士远　沈定刚

主　编　卢　洁　黄　靖　孙洪赞

编　者（按姓名汉语拼音排序）

曹　波（首都医科大学宣武医院）

傅　璠（首都医科大学宣武医院）

黄　靖（首都医科大学宣武医院）

李枫琦（首都医科大学宣武医院）

李　庚（首都医科大学宣武医院）

李瑞利（首都医科大学宣武医院）

李笑然（首都医科大学宣武医院）

卢　洁（首都医科大学宣武医院）

石　峰（上海联影智能医疗科技有限公司）

孙洪赞（中国医科大学附属盛京医院）

孙嘉辰（首都医科大学宣武医院）

武春雪（首都医科大学宣武医院）

於　帆（首都医科大学宣武医院）

张　苗（首都医科大学宣武医院）

郑　冲（首都医科大学宣武医院）

医学影像学在现代医学实践中占据重要地位，对患者的精准诊疗具有决定性作用。但由于传统医学影像诊断受限于多种因素，如成像设备性能、影像数据复杂性、医师个体经验差异等，这使其临床应用充满挑战。近年来人工智能技术飞速发展，在医学领域取得了重大突破，尤其是人工智能在医学影像领域的应用已经呈现爆炸式增长，中国医学影像人工智能的发展正逐步从"相对懵懂"走向"相对成熟"，进入了发展的黄金时代。

目前医学影像人工智能与医院临床应用的实际需求紧密结合，坚持以临床需求为导向，推动人工智能产品研发的进程。人工智能已经赋能医学影像全流程，应用于影像采集、图像重建、病变智能检测和识别、诊疗决策和随访，极大提升了诊断的准确性和工作效率。同时，人工智能对医生提出了更高的要求，学科间的交叉渗透和融合不仅要求我们具备深厚的医学知识，还需要理解掌握前沿技术的基础理论和发展方向，这样才能进一步加强产学研的多方协同，更好地发挥人工智能的巨大潜力，推动我国医学影像事业的不断进步，为中国医患造福。

首都医科大学宣武医院卢洁教授牵头编写的这部著作，对人工智能在医学影像领域的应用进行全面介绍，包括人工智能技术的基础理论和方法，以及人工智能医学影像特征识别、图像重建、目标检测、目标分割和影像组学等关键技术，并且通过案例展示了人工智能在医学影像领域的具体应用，适用于影像专业医生、相关专业临床医生及学生了解和掌握人工智能知识，促进医工深度结合。人工智能医疗是时代发展的趋势，推动人工智能解决临床问题、持续创新，是我们需要共同完成的责任和使命！

刘士远

中华医学会放射学分会主任委员

前　言

　　人工智能是当前信息技术领域重要的革命性技术之一，尤其在医学影像领域的发展受到广泛关注。在智慧医院建设的大背景下，以临床需求为导向的研究逐渐落地应用，医学影像的人工智能产品快速增加，覆盖了扫描、诊断、治疗的全流程。作为一名临床的影像专业医生，在积极拥抱人工智能的同时，我也深刻感觉到知识欠缺带来的挑战，以及由此导致的医工交流困难。通过我们在人工智能方面近几年的研究探索，我深刻感觉临床医生需要掌握一定的人工智能知识，才能更好地促进医工结合，使人工智能在医学影像领域发挥更大的作用。

　　因此，本书主要介绍人工智能的基本知识及其在医学影像领域的临床应用场景，旨在帮助对人工智能感兴趣的临床医生快速了解和入门，希望本书能够对相关临床医生有所裨益。本书共10章，第一章主要对医学影像人工智能进行概述，第二章和第三章介绍医学人工智能的数据分析和人工智能算法，第四章至第九章介绍医学影像特征提取方法、重建、目标检测、目标分割、识别和影像组学，第十章探讨人工智能医学影像的挑战与展望。

　　衷心感谢参与本书编写的各位专家，感谢他们在繁忙的临床和科研工作之余完成撰写工作！由于作者水平有限，尽管内容请教过很多专家，并经过多次修改完善，仍然难免有疏漏或错误之处，恳请各位同道批评指正！衷心感谢澳大利亚悉尼大学王秀英教授、西安电子科技大学缑水平教授给予的专业指导和宝贵建议！衷心感谢数坤科技股份有限公司、上海联影智能医疗科技有限公司、科亚医疗科技股份有限公司、推想医疗科技股份有限公司、通用电气医疗系统（中国）有限公司对本书给予的帮助。

卢　洁

首都医科大学宣武医院

目 录

第一章　医学影像人工智能概述 ··· 1

    第一节　人工智能概述 ·· 1

    第二节　医学人工智能 ·· 4

    第三节　医学影像人工智能 ·· 6

第二章　医学人工智能的数据分析 ·· 13

    第一节　数据处理概述 ·· 13

    第二节　医学数据处理和分析概述 ·· 15

    第三节　医学数据分析常用软件 ·· 23

第三章　人工智能算法 ·· 27

    第一节　人工智能的基本术语与概念 ·· 27

    第二节　机器学习与经典算法 ·· 30

    第三节　机器学习建模实例 ·· 43

    第四节　深度学习与经典神经网络 ·· 46

第四章　医学影像特征提取方法 ·· 61

    第一节　医学影像特征概述 ·· 61

    第二节　医学影像特征的传统提取方法 ·· 63

    第三节　基于深度学习的医学影像特征提取方法与应用 ································ 69

第五章　人工智能医学影像的重建 ·· 76

    第一节　医学影像重建概述 ·· 76

    第二节　人工智能医学影像重建的应用 ·· 81

    第三节　医学影像重建的质量控制及应用 ·· 85

第六章　人工智能医学影像的目标检测 ·· 91

    第一节　医学影像目标检测概述 ·· 91

    第二节　医学影像目标检测方法 ·· 93

第三节　人工智能医学影像目标检测的应用 ……………………………… 104

第七章　人工智能医学影像的目标分割 ………………………………… **113**

第一节　医学影像分割概述 ……………………………………………… 113
第二节　医学影像分割方法 ……………………………………………… 115
第三节　人工智能医学影像分割的应用 ………………………………… 128

第八章　人工智能医学影像的识别 ……………………………………… **136**

第一节　医学影像识别概述 ……………………………………………… 136
第二节　医学影像识别方法 ……………………………………………… 141
第三节　人工智能医学影像识别的应用 ………………………………… 144

第九章　医学影像组学 …………………………………………………… **156**

第一节　医学影像组学概述 ……………………………………………… 156
第二节　医学影像组学方法 ……………………………………………… 157
第三节　医学影像组学的应用 …………………………………………… 162

第十章　人工智能医学影像的挑战与展望 ……………………………… **168**

第一节　医学影像数据与算法 …………………………………………… 168
第二节　医学影像与大模型 ……………………………………………… 173
第三节　人工智能医学影像产品 ………………………………………… 178

缩略语 ……………………………………………………………………… **182**

第一章

医学影像人工智能概述

第一节 人工智能概述

人工智能涵义广泛，不同科学或学科背景的学者对此都有各自的理解。人工智能可以被认为是类比于人类学习和应用知识的过程，是研究知识表示、知识发现和知识应用的学科，涉及计算机科学、数学、控制论、神经科学、心理学、哲学和语言学等学科。具体而言，人工智能是研究并开发能够模拟、延伸和扩展人类智能的理论、方法、技术及应用系统的一门新兴技术科学，旨在促使智能机器会听（语音识别、机器翻译等）、会看（图像识别、文字识别等）、会说（语音合成、人机对话等）、会思考（人机对弈、定理证明等）、会学习（机器学习、知识表示等）、会行动（机器人、自动驾驶汽车等）。目前，人工智能已取得突破性和飞跃性进展，成为一门多种学科交叉的综合性前沿学科，正在成为推动人类进入"智能时代"的决定性力量，具有巨大潜力及应用前景。

一、人工智能技术的发展历程

人工智能的历史可以追溯到 20 世纪 50 年代，1956 年 8 月，在美国汉诺威小镇的达特茅斯学院（Dartmouth College），人工智能之父约翰·麦卡锡（John McCarthy）、人工智能与认知学专家马文·明斯基（Marvin Minsky）、信息论创始人克劳德·香农（Claude Shannon）、计算机科学家艾伦·纽厄尔（Allen Newell）、诺贝尔经济学奖得主赫伯特·西蒙（Herbert Simon）等科学家共同组织了为期 2 个月的研讨会。该会议研究和探讨机器模拟智能的问题，并首次正式提出了"人工智能"的概念。因此，1956 年被公认为是"人工智能元年"。从人工智能被提出至今，已经过去 60 多年，其发展跌宕起伏，共经历了三次浪潮，从技术角度来看，其发展大致可分为：推理阶段、知识工程阶段和数据挖掘阶段（图 1-1）。

1. 人工智能的推理阶段（1950—1970 年）

这一阶段的研究主要聚焦在逻辑推理，包括数学定理和其他命题的自动证明。大多数学者认为，实现人工智能只需要赋予机器逻辑推理能力即可，因此，机器仅具备了逻辑推理能力，并未达到智能化水平。此阶段的技术里程碑事件主要有：1956 年由艾伦·纽厄尔和赫伯特·西蒙等开发了世界上最早的启发式程序"逻辑理论家"，成功证明了数学名著《数学原理》（*Principia Mathematica*）中的 38 个数学定理。

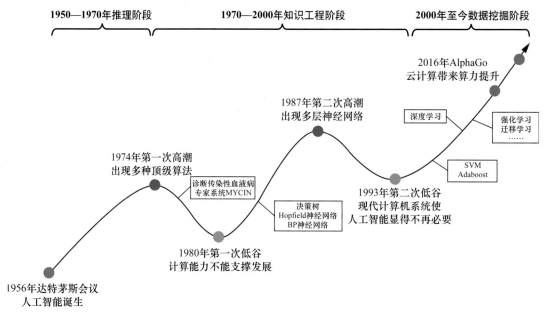

图 1-1　人工智能技术发展阶段

2. 人工智能的知识工程阶段（1970—2000 年）

这一阶段人工智能以"专家系统"强势回归，人们普遍认为，只有让机器学习知识之后才可以实现人工智能。在这种情况下，大量的专家系统被开发出来，然而给机器灌输已经总结好的知识并不是一件容易的事，大量常识性数据缺乏、知识获取困难、应用领域狭窄、计算和存储能力有限等问题暴露出来。此阶段著名的专家系统主要有：1968 年首个成功投入使用的专家系统 DENDRAL，用于分析质谱仪的光谱；1976 年出现的专家系统 MYCIN，用于帮助医生诊断传染性血液病。上述专家系统的提出标志着人工智能进入医疗这一重要领域。

专家系统阶段的计算机系统基本没有什么"学习"能力，自 20 世纪 80 年代后，机器学习（machine learning，ML）成为继专家系统之后人工智能应用的又一重要研究领域。顾名思义，机器学习就是研究计算机模拟人类的学习活动、获取知识和技能的理论和方法，以改善系统性能的学科。此期间，专家学者探索了不同的学习策略和学习方法，包括机械学习、示教学习、类比学习和示例学习，开始把学习系统与各种应用结合起来并且取得了很大成功。此外，低迷了近 10 年的人工神经网络（artificial neural network，ANN）研究也重新获得发展，出现了具有学习能力的多层神经网络算法，并在 90 年代开始商业化，用于文字图像识别和语言识别，对后续人工智能的研究产生了深远影响。

此阶段重要的技术发展主要有：1982 年生物物理学家约翰·霍普菲尔德（John Hopfield）提出了一种新颖的 ANN 模型，即 Hopfield 模型，可以实现联想记忆（离散 Hopfield 模型）和求解最优化问题（连续 Hopfield 模型）。1986 年由杰弗里·辛顿（Geoffrey Hinton）和罗纳德·威廉姆斯（Ronald Williams）等提出的反向传播（back-propagating，BP）算法，可以大幅度降低训练神经网络的所需时间，成为神经网络的核心算法，也标志着基于神经网络的深度学习成为机器学习的重要方向之一。除此之外，其他一些经典算法也得到了开发和发展，包括决策树（decision tree，DT）分类算法、支持向量机（support vector machine，SVM）分类和回归分析算法、自适应增强（adaptive boosting，Adaboost）算法等。

3. 人工智能的数据挖掘阶段（2000 年至今）

随着互联网技术、移动互联网技术、云计算技术的发展，计算能力，尤其是数据量的积累，都得到了超乎想象的暴发式发展，为以 ANN 为代表的人工智能研究提供了充足的素材和动力。2006 年，神经网络专家杰弗里·辛顿（Geoffrey Hinton）提出了深度学习算法，在语音、图像识别领域等实现了突破性的进展。近 10 年来，深度学习技术获得了迅猛的发展，基于深度学习的人工智能产品，如人脸识别、自动驾驶、语音识别和合成等得到了广泛应用，体现了人工智能的商业价值，从而掀起了人工智能的新浪潮。

近年来一些新的学习方法也纷纷被提出和应用，包括强化学习（reinforcement learning，RL）、迁移学习（transfer learning，TL）、联邦学习（federated learning，FL）等。总之，人们希望机器可以通过海量数据分析自动总结所学知识，从而实现自身的智能化。可以预期，人工智能的研究终将在某些方面接近甚至超过人类智能，为社会、经济发展以及人类生活带来更精彩的改变。

二、人工智能技术的核心三要素

人工智能技术的核心三要素包括：数据、算力和算法。其中，数据是人工智能发展的基石和基础，算力是实现人工智能技术的重要保障，算法是人工智能发展的重要引擎和推动力。

1. 数据

人工智能应用的落地，包括语音识别、图像识别、视频监控等，都需要在庞大的数据支撑下进行模型训练。随着 ANN 和深度学习的快速发展，对数据的数量和质量都有了更高要求。数据量越多、越精确，训练模型的准确性越高、泛化能力越强。反之，如果现实中出现了数据训练集中从未有过的场景，神经网络则会基本处于盲猜状态，准确率低下。

2. 算力

算力就像人类需要不断学习才能获取一定的技能一样，人工智能也必须经过不断的训练才能获得。只有基于数据进行大量的训练，神经网络才能总结出规律，应用到新的样本上。随着数据的飞速增长，人工智能训练所需的计算量将呈现指数增长，因此，强大的算力对于训练模型、验证模型、提高模型精准度都是非常必要的。

3. 算法

机器学习是实现人工智能的一种重要方法，而深度学习是机器学习的一个新领域，机器学习算法和深度学习算法是目前应用最广泛的人工智能算法。通常机器学习算法主要指"浅层学习算法",也称为传统机器学习算法,如支持向量机、决策树、随机森林等经典算法;而深度学习算法则是指"深层/多层学习算法",即包括输入层、输出层和多个隐藏层,如卷积神经网络(convolutional neural network,CNN)、循环神经网络(recurrent neural network,RNN)、全卷积网络(fully convolutional network,FCN)、深度神经网络(deep neural network,DNN)等。此外,新的RL、TL、FL等算法也逐渐发展,有兴趣的读者可以阅读这些新技术的相关书籍。

三、人工智能技术的应用

人工智能的发展与计算机科学技术的发展密不可分,除了计算机科学以外,人工智能还涉及信息论、控制论、自动化、仿生学、生物学、心理学、数理逻辑、语言学、医学和哲学等多门学科,是自然科学、社会科学、技术科学三向交叉学科。人工智能的主要研究领域包括:知识表示、自动推理和搜索方法、机器学习和知识获取、知识处理系统、自然语言理解、计算机视觉、智能机器人、自动程序设计等方面,可实现的功能包括感知、学习、推理、预测、文本理解等。

人工智能的应用具有跨行业、跨专业、跨领域、多应用场景的特点,在不同行业各有侧重点。目前应用较为成熟和广泛的技术包括:语音识别、计算机视觉、自然语言处理(natural language processing,NLP)、医学图像处理、智能机器人等,赋能的行业包括金融、交通、医疗、安防、制造、驾驶等。毋庸置疑,人工智能已经成为国家战略制高点,世界主要发达国家都把人工智能作为提升国家竞争力、维护国家安全的重大战略。人工智能未来将会赋能更多行业,催生更多技术创新和新产业模式,推动社会进入智能经济时代。

第二节　医学人工智能

一、医学人工智能的概念

医学是一个从预防疾病到治疗疾病的系统学科,研究内容包括:临床医学、基础医学、检验医学、预防医学、康复医学、药学等。它是围绕人的生命的一门自然学科。而人工智能则是研究使计算机模拟人的思维和行为的一门综合学科,许多人工智能方法都受到了医学研究的启发,例如,早期的神经网络模型就试图模仿人类神经系统和大脑的学习机制。1943年,美国心理学家沃伦·麦卡洛克(Warren McCulloch)和数学家沃尔特·皮茨(Walter Pitts)总结了生物神经元的一些基本生理特征,对其一阶特性进行形式化描述,提出了著名的麦卡洛克-皮茨神经元模型(McCulloch-Pitts Neuron Model),简称M-P模型(图1-2),从此开创了神经网络模型的理论研究。计算机视觉技术也是得益于对人类视觉机制的研究理解。因此,医学和人工智能有着天然的密切联系,相辅相成、相互促进。

医学人工智能(medical artificial intelligence,MAI)是医学和人工智能的交叉领域,

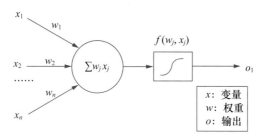

图 1-2　麦卡洛克-皮茨神经元（M-P）模型

通常认为是人工智能在医学领域的应用。结合知识工程的内容，医学人工智能可以理解为：研究人工智能相关的医学基础，以及医学知识表示、医学知识获取和医学知识应用的科学。医学人工智能的重点是：研究医学以及相关领域的知识，模拟医务人员思维能力，以及研究人工智能促进医学发展的科学。医学人工智能扩展了医疗卫生领域专业人员的专业技能，提高了医疗工作的效率，同时医学领域研究成果也促进了人工智能的发展。

二、医学人工智能的知识基础

根据人工智能最本质的"知识学科"定义，医学人工智能的知识基础包括：医学人工智能基础、医学知识表示、医学知识获取和医学知识应用。

1. 医学人工智能基础

医学人工智能基础包括：医学基础、编程基础、数据分析基础。以医学基础中的神经生理基础为例，神经系统是人体内最重要的调节系统，人体内各系统和器官的功能活动都在神经系统直接或间接的调控下完成。其中神经元（神经细胞）是构成神经系统结构和功能的基本单位，而人工智能中的"神经网络"是用大量简单处理单元经过广泛连接而组成的人工网络，是对人类大脑或生物神经网络若干特征的提取和模拟，这些处理单元就称为"人工神经元"。

数据科学是研究数据的科学，主要以统计学、机器学习、数据可视化以及领域知识为理论基础，其主要研究内容包括数据科学基础、数据预处理、数据计算和数据管理。Python 是目前数据科学和人工智能领域最流行的开发语言之一，是高层次地结合了解释性、编译性、互动性和面向对象的脚本语言。当前基于 Python 语言有着非常丰富的机器学习和深度学习开源库与计算框架，大大提高了人工智能的学习效率，例如，谷歌的 Tensorflow、微软的 CNTK、华为的 MindSpore、百度的 PaddlePaddle 和 Facebook 的 PyTorch 等。

2. 医学知识表示

医学知识表示是把医学知识客体中的知识因子与知识关联起来，便于人们识别和理解医学知识。医学知识表示是医学知识组织的前提和基础，任何知识组织方法都要建立在知识表示的基础之上。医学知识表示主要包括概念、知识表示和医学知识图谱。

3. 医学知识获取

医学知识获取是在医学人工智能和知识工程系统中，使机器获得知识的过程，主要内容包括机器学习、深度学习、逻辑推理方法、搜索策略和智能计算。

（1）机器学习：使用计算机来分析数据背后的真实含义，把无序数据转化成有用的信息，研究计算机怎样模拟或实现人类的学习行为，以获得新的知识或技能，重新组织已有的知识结构使之不断改善自身的性能。机器学习是人工智能的核心，其应用遍及人工智能的各个领域，主要使用归纳和综合的方法。机器学习包括传统的机器学习算法和深度学习算法。按照学习形式来分，机器学习又可以分为有监督学习、半监督学习和无监督学习。

（2）深度学习：机器学习领域的一个重要研究方向，是指多层神经网络上运用各种机器学习算法解决图像、文本、视频等各种问题的算法集合。深度学习的实质是通过构建具有多个隐含层的机器学习模型和海量的训练数据，来学习更有用的特征，从而提升分类或预测的准确性。

（3）逻辑推理方法：曾经对人工智能方法的发展产生过重要的影响和推动作用，是人工智能中最先进行研究并得到成功应用的一个研究领域。定理证明是最典型的一种逻辑推理问题，许多非数学领域的任务，如医疗诊断、信息检索、机器人规划和难题求解等都可以转化成一个定理证明问题，所以自动定理证明的研究具有普遍意义。

（4）搜索策略：指根据问题的实际情况不断寻找可利用的知识，构造出代价较小的一条推理路线，以圆满解决问题的过程。搜索是推理不可分割的一部分。

（5）智能计算：指模仿自然界和生物界规律，设计出求解问题的算法，具有自学习、自组织、自适应的特征，主要有 ANN、遗传算法、免疫算法等。

4. 医学知识应用

医学知识应用指医学人工智能在医学各个领域的应用，包括临床医学领域、基础医学领域、药物研发领域、医疗管理领域等。具体应用包括医学 NLP、医学专家系统、医学影像处理和分析、医学机器人、医学精准医疗、健康管理等。

2017 年我国国务院印发的《新一代人工智能发展规划》提出了"三步走"战略目标，其中第二步强调 2025 年人工智能基础理论要实现重大突破，部分技术与应用达到世界领先水平，新一代人工智能要在智能制造、智能医疗等领域得到广泛应用。目前，人工智能医学影像是医疗领域应用最为广泛的场景，已率先实现产品商业化。此外，手术机器人、药物智能研发、智慧精准医疗等领域也有部分应用落地。未来人工智能在医疗领域将会有更多的应用落地，给医疗行业带来更多的创新。

第三节　医学影像人工智能

一、医学影像学概述

医学影像学（medical imaging，MI）是以医学影像为基础，将超声（ultrasound，US）、

X线摄影、计算机断层成像（computed tomography，CT）、磁共振成像（magnetic resonance imaging，MRI）、单光子发射计算机断层成像（single-photon emission computerized tomography，SPECT）、正电子发射断层成像（positron emission tomography，PET）、多模态 SPECT/CT、PET/CT、PET/MR，以及放射治疗与介入治疗等多学科有机结合的综合诊断学科。它是研究借助于某种介质（如 γ 射线、X 射线、电磁场、超声波等）与人体组织相互作用，把人体内部组织器官结构、密度、功能、代谢和分子水平的特异性变化信息以影像方式可视化表现出来，供临床诊断医师根据影像提供的信息进行判断，从而对人体健康状况、疾病进展进行评价的一门学科。

1895 年德国物理学家伦琴发现了 X 射线，并很快用于人体疾病检查，由此奠定了医学影像学的基础。近 30 年来，US、X 线摄影、CT、MRI、SPECT 和 PET 等影像设备在不断地改进和完善，检查技术和方法也在不断地创新，影像诊断已从单一依靠形态学变化进行诊断发展成为集形态、功能、代谢改变为一体的综合诊断体系。简而言之，医学影像的发展已经从简单平面图像发展到断层图像，从关注形态学变化发展到分子水平变化，以及从关注临床诊断发展到以诊疗一体化为目标。医学影像学的内容包括医学成像系统和医学影像处理两方面，这两者具有既密切相关又相对独立的研究方向。

1. 医学成像系统

医学成像系统是指医学影像数据形成过程中的技术和装置，包括成像过程、成像机制、成像设备和成像分析系统。以头颅 CT 成像为例，首先 CT 设备从 X 射线球管发出 X 射线，穿过人体脑部，被 CT 探测器所接收，经过校正衰减的 X 射线信号形成投影图像，然后再对投影图像进行重建，最终在计算机上显示图像（图 1-3）。这个过程就属于医学成像系统研究，所有的成像技术研究都在不断提高灵敏度、空间分辨率与时间分辨率。

2. 医学影像处理

医学影像处理是指利用计算机和数学的方法，对不同医学成像系统产生的图像按照实际需要进行处理和加工的技术，是一门综合了数学、计算机科学、医学影像学等多个学科的交叉科学。医学影像处理的对象就是由不同成像技术（如 US、CT、MRI、PET 等）产

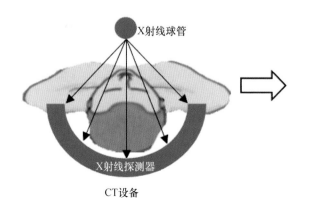

图 1-3　头颅 CT 成像

生的图像，对这些已经获得的图像采用各种算法进一步处理，包括去除噪声、增强、变换、复原、压缩、分割、提取和识别等。此外，也包括对医学影像的压缩、传输、存储技术。因此，医学影像处理也经常称为医学图像处理，下文在不引起歧义的情况下均使用"医学影像"来描述。

　　狭义的医学影像处理技术本质上是由图像到图像的过程，目的是提高图像质量、改善图像视觉效果以及缩减存储空间，辅助临床医生发现病变，但这往往依赖于医生的经验，并且随着医学影像数量的大规模增长，影像医生的缺口也越来越大。因此，随着计算机、人工智能技术的飞速发展，医学上也利用计算机对医学影像进行自动检测、测量、特征提取和分类，实现对人体器官、软组织和病变的分割提取、三维重建和三维显示等，辅助医生对病变及其他感兴趣的区域进行定性甚至定量的分析，从而大大提高医学影像诊断的效率、准确性和可靠性，这种图像分析技术本质上是从图像到数据（非图式的描述）的过程。医学影像分析和医学影像处理两个过程互相关联，一定程度上互有交叉，没有严格的界限。因此，广义上，医学影像处理往往包括了医学影像处理和分析两个过程。医学影像处理和分析的结果是为医学影像理解或解释服务的，是为了得到"人类可理解或解释"的有用信息，例如对图像分析结果进行病变判断、性质说明、组织诊断意见等，这一步骤一般需要借助医学学科知识和专家经验。图 1-4 显示了医学影像采集、处理、分析以及最终的图像理解和解释之间的层次和关系。

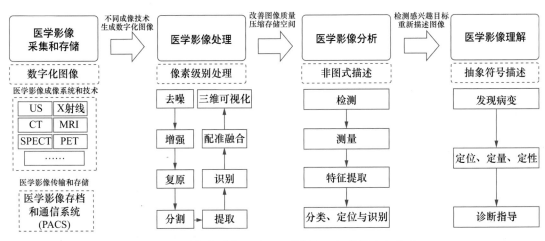

图 1-4　医学影像采集、处理、分析和理解的层次和关系

二、医学影像处理技术

　　数字图像处理技术是指将模拟的图像信号转换成离散的数字信号，并利用计算机对其进行去噪声、增强、复原、分割、提取特征等处理的过程，其输入是原始图像，输出是改善后的图像或是从图像中提取的一些特征，以提高图像的实用性，从而达到人们所要求的预期结果。目前，无论是单模态还是多模态的医学影像几乎都是数字化图像，因此医学影像也称之为医学数字化图像，而医学数字化图像处理是数字图像处理的一个重要分支。医学影像处理技术主要包括图像裁剪、图像去噪声、图像增强、图像分割、图像配准、图像

融合、医学影像特征分析与提取。

1. 医学影像裁剪

医学影像裁剪是指从扫描获得的原始图像裁剪出研究目标的靶器官。在医学扫描时通常由于担心脏器未覆盖全，扫描范围都比较大，所以在进行图像分析时，特别是智能化分析时，需要提高结果准确性，把多余的部分裁剪掉。

2. 医学影像去噪声

对于 CT 和 PET 的低剂量扫描图像，或 MRI 快速扫描的图像，存在明显的噪声，这些噪声将会影响分析结果的准确性。为此，需要采用一些滤波技术将噪声去除，以提高分析结果的稳定性和可靠性。

3. 医学影像增强

医学影像增强是按照特定的需要突出一幅医学影像中的某些信息，同时削弱或去除不需要的信息。去噪和增强都是为了提高医学影像的质量，使图像轮廓更清晰、细节更明显。

4. 医学影像分割

医学影像分割是把图像划分成各具特性的区域并提取出感兴趣区（region of interest，ROI）的技术。这些特性区域在灰度、亮度、颜色、纹理、对比度等方面具有类似的性质。医学影像分割的目的主要包括研究解剖结构，识别 ROI（即定位病灶和其他异常组织），测量组织体积，观察病灶生长或治疗中病灶（如肿瘤）体积的变化情况以便为治疗前计划和治疗中决策提供帮助。图像分割是图像处理中的关键步骤，是进一步进行图像分析和理解的基础。

5. 医学影像配准

医学影像配准包括医学影像的定位和转换，是指对于一幅医学影像寻求一种（或一系列）空间变换，使它与另一幅医学影像上的对应点达到空间上的一致。这种一致是指人体上的同一解剖结构在两张匹配图像上有相同的空间位置。配准的结果应使两幅医学影像上所有的解剖结构，或至少是所有具有诊断意义的结构及手术感兴趣结构都达到匹配，例如将 CT 与 PET 这两种不同模态的图像进行配准，以同时提供人体器官的解剖结构信息和功能信息（组织的活动状态）。

6. 医学影像融合

医学影像融合是通过将各种影像设备获得的同一目标的数字影像信息，经过计算机及影像处理技术的计算、处理，最大限度地提取各自的有效信息，融合成高质量的影像，以形成对目标信息的清晰、完整、准确的描述。医学影像融合的目的在于综合处理来自多种模态的医学影像信息，以便获得新的有利于临床诊断的信息。

三、医学影像分析

医学影像分析是指综合医学影像、数学建模、数字图像处理与分析、人工智能和数值算法等学科的交叉领域，利用计算机对医学影像进行自动处理、特征提取和分类的技术。医学影像分析主要关注检测、测量和描述图像中的 ROI，获取 ROI 的特征数据，并在此基础上建立对图像的描述。图像分析建立在图像处理的基础上，是对图像和图像中的 ROI 进行量化和分类。

1. 医学影像特征分析与提取

医学影像特征分析与提取是计算机视觉和图像处理中的一个概念，是指使用计算机分析提取图像信息，决定每个图像的像素点是否属于一个图像特征。医学影像的特征包括灰度直方图统计特征（如均值、最大值、最小值等）、几何形状特征、纹理特征、空间关系特征，以及基于变换后的高阶特征。ROI 或整幅图像特征提取的效果直接决定了后续的图像识别、分类、描述的效果，是计算机辅助诊断的重要前提。

2. 医学影像分类与识别

图像识别过程可以看作是一个标记过程，是利用算法来识别图像中已分割好的各个目标（如人体器官、组织、病灶等），并对这些目标赋予特定的标记，以辅助临床医生诊断人体是否有病灶，以及对病灶进行量化分级。

3. 医学影像定位和检测

医学影像定位任务不仅需要识别图像中的特定目标（如病灶），还需要确定其具体的物理位置；图像检测任务是需要把所有目标识别出来，并确定它们的物理位置和类别。

四、医学影像人工智能

医学影像人工智能是指基于计算机视觉技术的神经元数学模型，通过充分挖掘海量多模态医学影像原始像素和有效影像组学特征，学习和模拟影像医生的诊断思路，进行特征挖掘、重新组合、综合判断的复杂过程。在医疗行业众多的业务领域中，医学影像具有巨大的图像数据量，并采用全球统一的医学数字成像和通信（digital imaging and communications in medicine，DICOM）标准存储；计算机视觉技术是机器学习的三大热点研究方向之一，并已率先在诸多行业领域实现了商业化。因而，结合计算机视觉算法和医学影像大数据，人工智能在医学影像领域应用最为广泛，最先取得突破性进展。

1. 计算机辅助诊断的提出

1966 年美国学者 Ledley 首次提出"计算机辅助诊断（computer-aided diagnosis，CAD）"系统的概念，并应用于临床放射影像诊断。CAD 系统的本质是利用计算机视觉解释医学图像的内涵，以弥补影像科医生凭肉眼分析影像时表现出的判断失误的不足，辅助医生进行准确的影像学诊断。20 世纪 70—80 年代，CAD 系统利用基于医学影像特征的分析来检测乳腺 X 线片中的微钙化点和数字胸部 X 线片中的肺结节，为影像科医生提供定量分析数据，协助医生做出最终的临床诊断。当时 CAD 系统使用的较为流行的数学模型有贝叶斯定理、最大似然法模型、序贯模型等。20 世纪 90 年代以后，随着数字成像硬件的发展和医学临床需求的推动，医学影像分析的研究对象日益广泛，对图像分析的自动化、精确性、定量性等要求更高。

2. 医学影像分析方法

医学影像分析最初主要采用边缘检测、纹理特征、形态学滤波以及构建形状模型和模板匹配等方法，这类分析方法通常是针对特定任务而设计，往往依赖于先验知识，被称为手工定制式设计方法。近年来，深度学习方法以数据驱动方式分析任务，能自动地从特定问题的大规模数据集中学习相关模型特征和数据特性。与针对特定问题而手工设计的模型不同，深度学习方法可直接从数据样本中自动学习医学影像特征，其学习过程本质上是一个优化问题的求解过程，通过海量的数据训练模型，学习更精准的特征，使分类器在测试新数据时做出正确决策。因此，深度学习在医学影像分析中已成为最有前途的研究领域。

3. 人工智能在医学影像领域的临床应用

人工智能在医学影像领域的临床应用已经从临床诊断融入到医学影像成像的整个影像链中，从图像采集、图像处理、图像分析到结果可视化显示，均显示出巨大的潜力。在图像采集方面，深度学习能够缩短采集时间、提高图像信噪比；在图像处理和分析方面，深度学习用于影像诊断环节，在图像识别、病变检出和良恶性判断方面都取得了极大进展，并且在结果可视化显示中能够明显提高医生工作效率，展示出临床医生更容易理解的图表和结果。利用人工智能的感觉认知能力对患者的医学影像进行识别、获取重要信息，为经验不足的影像科医生提供帮助，提高阅片效率；此外，基于深度学习，通过大量已有的影像数据和临床信息训练人工智能系统，使其具备诊断疾病的能力进行辅助诊断，降低影像科医生的漏诊率。由于我国影像科医师的数量远不能跟上医学影像数据的增长速度，而且短期内也无法充分满足基层单位的医疗需求，因此借助人工智能，有助于缓解医学影像人才紧张的状况。人工智能技术可以持续工作、不受外界因素干扰、时刻保持高效的工作状态，这在图像病灶初筛、提升影像科医生阅片的效率和质量方面均具有重要价值。

中国作为新兴市场国家的领头羊，在人工智能医疗行业始终保持着高速发展态势。政策方面，国家药品监督管理局及其下属机构已发布《深度学习辅助决策医疗器械软件审评要点》《人工智能医用软件产品分类界定指导原则》《医疗器械软件注册技术审查指导原则》等临床与注册指导性文件，并已着手进行眼底影像、肺部影像等数据库建设。产品方面，根据 2019 年 1 月由中国医学影像 AI 产学研用创新联盟发布的《中国医学影像 AI 白皮书》，医学影像人工智能产品在乳腺疾病、骨关节疾病、胸部疾病、脑部疾病等多个方面均有研发甚至临床应用。2020 年初，《冠脉血流储备分数计算软件》成为我国首个获批第三类医疗器械注册证的人工智能医疗产品，标志着我国医疗人工智能的商业化进程进入了新阶段。此外，该联盟还组织专家编写了《中国医学影像人工智能发展报告（2020）》，以加速人工智能在医学影像领域的研究和成果转化。人工智能将在医学影像领域继续精耕细作，并扩展到医疗行业的其他领域，将会在重要节点取得更大的发展，创造更大的价值。

参考文献

［1］蔡自兴，刘丽珏，蔡竞峰．人工智能及其应用［M］．北京：清华大学出版社，2016：18-30.

［2］刘韩．人工智能简史［M］．北京：人民邮电出版社，2018：1-27.

［3］唐子惠．医学人工智能导论［M］．上海：上海科学技术出版社，2021：14-40.

［4］Gore J C. Artificial intelligence in medical imaging［J］. Magn Reson Imaging，2020，68：A1-A4.

［5］Streiner D L，Saboury B，Zukotynski K A. Evidence-based artificial intelligence in medical imaging［J］. PET Clin，2022，17（1）：51-55.

［6］Currie G，Hawk K E，Rohren E，et al. Machine learning and deep learning in medical imaging：intelligent imaging［J］. J Med Imaging Radiat Sci，2019，50（4）：477-487.

［7］Van Leeuwen K G，Schalekamp S，Rutten M J C M，et al. Artificial intelligence in radiology：100 commercially available products and their scientific evidence［J］. Eur Radiol，2021，31（6）：3797-3804.

［8］Potočnik J，Foley S，Thomas E. Current and potential applications of artificial intelligence in medical imaging practice：a narrative review［J］. J Med Imaging Radiat Sci，2023，54（2）：376-385.

［9］余建明，李真林．医学影像技术学［M］．北京：科学出版社，2018：38-52.

［10］中国医学影像 AI 产学研用创新联盟．中国医学影像 AI 白皮书［EB/OL］.［2019-03-26］. https：// headoffer.com/ChineseMedicalImagingAIWhitePaper.pdf.

［11］刘士远，张惠茅，王浩，等．中国医学影像人工智能发展报告（2020）［M］.北京：科学出版社，2020：18-26.

［12］刘士远．医学影像人工智能发展趋势与挑战［J］.中华放射学杂志，2021，55（7）：3.

（本章作者：郑冲　卢洁）

2 第二章

医学人工智能的数据分析

第一节 数据处理概述

一、数据定义

数据是事实或观察的结果，是对客观事物的逻辑归纳，同时也用于表示客观事物未经加工的原始素材，以适合人工或自然的方式进行保存、传递和处理。数据可以是连续的值，如声音、图像、视频，称为模拟数据；也可以是离散的，如符号、数字、文字，称为数字数据。在计算机科学中，数据是所有能输入计算机并被计算机程序处理的介质的总称，是用于输入电子计算机进行处理，具有一定意义的数字、字母、符号和模拟量等的通称。

二、数据结构

数据结构是计算机中存储、组织数据的方式，按照其方式不同可以将数据分为：结构化数据、半结构化数据和非结构化数据。

1. 结构化数据

结构化数据是由二维逻辑表结构来逻辑表达和实现的数据，可以使用关系型数据库表示和存储。结构化数据的存储和排列具有规律，这对于查询和修改操作很有帮助，但是扩展性不好。

2. 半结构化数据

半结构化数据是结构化数据的一种形式，尽管它不符合关系型数据库或其他数据表形式关联的数据模型结构，但是其包含相关标记，可以用来分割语义元素以及对记录和字段进行分层。半结构化数据的扩展性较结构化数据好，常见的半结构化数据有"可扩展标记语言（extensible markup language，XML）"和"JS 对象表示法"，临床工作中的电子病历通常为半结构化数据。

3. 非结构化数据

数据结构不规则或不完整，没有预先定义的数据模型，不方便使用数据库二维逻辑表来表现的数据称为非结构化数据，包括所有格式的文档、文本、各类报表、图片、音频和视频等。在 3 种数据格式中，非结构化数据是数据处理的难点。

三、数据处理

数据处理是指使用计算机对大量原始数据或资料进行录入、编辑、汇总、计算、分析、预测、存储管理等操作的过程。数据处理的基本目的是从大量、杂乱无章、难以理解的数据中抽取出相对有价值、有意义的数据。数据处理贯穿于科学研究、社会生产和生活的各个领域，不同的项目具有类似的处理流程。

1. 数据处理流程

一个完整的数据处理流程包括以下要素。①明确数据分析的目的和思路：将待解决的具体业务挑战转化为需分析的问题，如现状分析、原因分析、预测分析等，然后选择合适的分析框架和方法。②数据准备：对所需数据进行收集整理，并按照一定的格式输入，将数据保存在存储介质上。这个阶段也可称为数据的录入阶段，需要对原始数据进行检查、逻辑判断、查错、修改和简单的算术运算等操作。③数据加工：数据录入后，由计算机对数据进行处理，如对录入数据进行分类、合并、逻辑校正、插入、更新、排序检索等操作，需要用户预先编制程序，并把程序输入到计算机中，计算机按程序的指示和要求对数据进行处理。数据处理的目的是将原始数据加工成数据分析所要求的样式。④数据分析：利用不同的分析方法和工具，挖掘数据的模式和规律，完成第一阶段所明确的分析任务。⑤数据展现：通过图形、表格等形式来呈现数据处理结果，并输出打印、存档等。⑥数据分析报告：不仅是呈现分析结果，还需要结合业务提出明确的结论、建议或解决方案。⑦信息库建立：在前述数据分析基础上建立信息数据库，方便后续使用。

2. 数据处理软件

数据处理离不开软件的支持，数据处理软件通常包括：用以书写处理程序的各种程序设计语言及其编译程序、管理数据的文件系统和数据库系统，以及各种数据处理方法的应用软件包。为了保证数据安全可靠，还有一整套数据安全保密的技术。

3. 数据处理方式

数据处理的具体方式由数据处理设备的结构方式、工作方式，以及数据的时间空间分布方式所决定。不同的数据处理方式对硬件和软件支持也有不同的要求。每种数据处理方式都有其自身特点，在选择处理方式时应根据具体问题的实际环境选择合适的处理方式。但是，不同的数据处理方式具有以下共同特点：数据处理的工作量大；数据处理过程要保证绝对正确；需要按照数据处理目的选择算法分析，算法最好简单易操作；数据处理项目展开前需要准备充分；数据经手人多，则需要明确分工与合作；数据处理具有一定的时间性，需要在要求时间内完成。

第二节 医学数据处理和分析概述

一、医学数据

医学数据是指所有与医疗卫生和生命健康活动相关的数据集合，既包括个人从出生到死亡过程中，因免疫、体检、治疗、运动、饮食等健康相关活动所产生的大数据，又涉及医疗服务、疾病防控、健康保障和食品安全、养生保健等多方面数据的集合。

1. 医学数据的分类

医学数据可以按照不同分析目的，从数据表现形式、数据分布形式和数据内容进行分类（表 2-1）。

（1）根据数据表现形式划分：包括由医生记录的描述性数据，血压、体温、临床检验指标等测量数据，心电图、脑电图等记录的信号数据，由 US、X 射线、CT、MRI、SPECT、PET 等医学影像设备产生的影像数据。

（2）根据数据分布形式划分：①定量资料，即对每个观察对象的观察指标用定量的方法测定该指标的数值所得的资料，一般用度量衡单位表示，如身高、体重、血压等；②定性资料，即将观察对象的观察指标按性质或者类别进行分组，然后计数该指标数值所得的资料，如性别等，又称为无序分类，包括二分类和多分类；③等级资料，是一种具有定性资料性质，同时又兼有半定量性质的数据资料，如医学检验结果的加号等，又称为有序分类。值得注意的是，上述的资料类型是可以转换的。

（3）根据数据内容划分：医学资料有时会将数值化的数据与自由文本存放在一起，如电子病历往往存储这种混合资料（文字和数据）。固定和活动图像是另一类的混合资料，有时还附有自由文本式的文字评述。这种来自多个渠道且具有独立语义的医学数据称为混合数据或多模态数据，其中医学影像数据是典型的多模态医学数据，它除了图像数据外，还包括成像参数等文本数据。这些不同类型的医学数据来自不同的渠道，拥有相对独立的

表 2-1 医学数据的分类

分类依据	数据类型			数据表现	实例	资料类型
表现形式	描述资料			文本	主诉、病史	文本数据
	图像资料			医学影像	CT 数据	医学影像
分布形式	数值资料			定量（具体数值）	身高（cm）	定量资料
	分类资料	无序	二分类	对立的两类属性	性别（男，女）	定性资料
			多分类	不相容的多类属性	血型（A，B，O，AB）	
		有序	多分类	类间有程度差异的属性	抗体检查	
数据内容	混合资料			多个渠道且具有独立语义的医学数据	医学影像	混合资料

语义。多模态数据融合通过分析多模态数据中各个模态数据在表达能力或者信息趋向上的相关性和互补性，达到对数据高层语义的深层次理解。

除了以上的分类方法外，依据数据获取目的或数据用途还可以将其分为基础医学的生物医学数据、临床科研数据和医院信息系统（hospital information system，HIS）的医疗数据。

2. 医学数据的组成

医学数据的组成一般至少包括4种元素，患者姓名、问题的属性或参数（如"年龄"）、参数值（如"40"）、观察时间（如"2022年1月18日"），如表2-2所示。当然，对用于科学研究的医学数据要做到敏感数据保护，在数据脱离储存系统时对某些敏感信息通过脱敏规则进行数据变形，实现敏感隐私数据的可靠保护。

表 2-2　医学数据组成元素简单示例

姓名	属性	属性（参数）值	观察时间
患者	诊断	发热	2022-1-18
	年龄	40	2022-1-18

3. 医学数据的特点

医学数据具有其自身特点，即多态性、时效性、不完整性、冗余性和隐私性。多态性是指医生对患者的描述具有主观性，难以做到标准化；时效性是指数据仅仅在一段时间内有用；不完整性是指医疗分析对患者的状态描述可能存在偏差和缺失；冗余性是指医疗数据存在大量重复或无关信息；隐私性是指用户的医疗健康数据具有高度的隐私性，信息泄密会造成严重不良后果。此外，医学数据还呈现出"大数据"典型的"5V"特点，即"Volume"指数据规模巨大，"Variety"指数据类型繁多，"Velocity"指数据增长快速，"Value"指数据价值巨大，"Veracity"指数据的真实性和可靠性。由于医学数据的诸多特点，使得其在医学数据处理和分析的过程中既与常规的数据处理类似，又具有自己独特的关注点。

二、医学数据处理

医学数据处理是对医学数据的收集、存储、检索、加工、变换和传输，是对数据进行分析和加工的过程，包括对各种原始数据的整理、分析、计算、编辑等加工和处理。医学数据处理的基本目的是从大量、原始的医学数据中抽取并推导出有价值、有意义的信息，包括数据采集、数据存储、数据预处理、数据归一化、数据分析、数据结果输出或可视化展示和数据应用等环节。

1. 数据采集

数据采集是根据系统自身需求、用户需求或研究设计目的收集相关数据。一般包括以下过程：明确数据收集目的，确定数据收集对象，选择合适的数据收集方式，展开数据收集活动，进而收集数据。医学数据具有不同的数据类型，因此收集的数据种类也各有不同，包括数值或等级分类资料类的数据，这些结果一般以表格的形式进行存储。另外，还包括影像学图片、病理图片、患者外观图片等。有些流行病学调查或问卷调查类研究在收集结果时也是用数字记录，只是需要事先定义每个数字所代表的选项和意义。

不同研究类型的数据收集重点有所不同，前瞻性研究的研究方案均是提前设计好的，因此需要收集的信息和样本都已经事先规定，在收集数据时按照事先的设计一一对应收集即可。大型多中心的前瞻性研究在设计时都会规定收集的数据如何管理、存储、保存。需要注意的是，每个样本的数据一定要准确且完整，否则就会造成无效数据，所以一定要严格做好数据收集的质量控制和管理。回顾性研究是根据某种特定的研究目的分析已经存在的患者资料，这些资料可能已经存储在医院的数据库中，也可能是一些病历档案。由于是回顾性分析，有些样本可能会缺少某些信息，所以在收集样本的时候会有很明确的纳入排除标准，通过这个标准研究者可以从数据库中筛选符合研究目的的样本。如果医院没有数据库，那么只能从病历档案中手动寻找所需的病例样本，然后逐条输入计算机中保存。这是一个比较繁琐的过程，在当今高度信息化的社会里，这种数据收集方式已逐渐减少了。

2. 数据存储

数据存储是指数据以某种格式记录在计算机内部或外部（云储存）的存储介质中，数据存储对象包括数据流在加工过程中产生的临时文件或加工过程中需要查找的信息。除了常规将数据存储在计算机内部或外部，建立相应的数据库对数据进行存储，目前也是很多医疗科研机构的选择。另外，基于云平台的医学数据存储也逐渐被大家所应用。

对于医学数据的存储和管理，需要注意医学领域数据特别庞大，产生和更新速度更快，其存储方式不仅影响数据分析效率，也影响数据存储的成本。数据采集目的不同，其数据存储方式也各有优先选择。其中，前瞻性研究一般都是将数据存储在云服务器上，方便多个中心同时存储操作，在操作时按照事先规定的格式和要求存储。单中心前瞻性研究的数据收集和整理与多中心类似，只是数据一般存储在本地服务器，所有数据在需要进行后续分析时直接从服务器上导出。而回顾性研究的资料，在进行数据采集时数据可能已经存储在医院的数据库中。随着越来越多的医院实现全院联网管理，所有患者的诊断和治疗等信息直接同步到医院的服务器，实现了患者信息的收集、记录和保存等。这些大数据库的存储方式让医学科研工作者能够更高效、快速地调用所需的各种病例信息，进行后续分析。

3. 数据预处理

数据预处理是指在数据处理前对数据进行的预先处理，是对收集的数据在分类、分组前进行审核、筛选、排序等必要处理。数据预处理包括数据清理、数据集成、数据转换、数据规约等。数据预处理是为了提高数据的质量，可以通过以下几方面去评价数据的质量：数据的完整性，是指数据是否存在缺失的情况；数据的合理性，是指数据是否在合理正常的范围内；数据的一致性，是指数据前后的逻辑关系是否正确和完整。那些存在各种质量问题的数据，例如缺失、错误、重复等，称为"脏数据"。对于"脏数据"，按照不同的规则和处理方法进行"清洗"，就是数据清洗。

（1）数据清理：指发现并纠正数据中可以识别的错误，包括检查数据的一致性，处理无效、缺失、重复值。缺失值是一个很常见的问题，在一些队列研究的随访记录中，往往很难保证数据百分之百地完成，因此缺失值的处理十分必要。缺失值处理采用的方法多为删除含有缺失值的样本或特征，或者依据数据特点对其进行插补。

（2）数据集成：指把不同来源、格式、特点和性质的数据合理地集中并合并起来，这些数据源可以是关系型数据库、数据立方体或一般文件。数据集成需要统一原始数据中的所有矛盾之处，如字段的同名异义、异名同义、单位不统一、字长不一致等。

（3）数据转换：又称数据变换，是在完成数据清理之后进行的操作，指原数据不能满足统计分析各方面的要求，将数据从一种形式变为另一种形式的过程，转换类型包括由分类型数据转换为数值型数据，或者反之，例如将日期转化为当前年龄、各种量表的计分、评分（格拉斯哥昏迷评分、SCL90抑郁量表等）。通常数据录入是根据量表、问卷、病历来录入，有时候这些总分或者计分在原始的记录表格中可能会缺失，所以在数据分析前，需要计算出这些衍生变量，再例如做决策树分析要用分类型的变量，但是如果研究变量是数值型变量，就要考虑专业意义，得到几个数据的截点，把其转化成一个分类变量。

（4）数据规约：即数据精简，在大数据集上进行复杂的数据分析和挖掘需要很长时间，数据精简产生更小但保持原数据完整性的新数据集，在精简后的数据集上进行分析和挖掘将更有效率。数据精简一方面是从样本数上精简，另一方面是从变量上精简。通过数据精简能使数据库更加小巧，利于研究控制，可以降低无效、错误数据对统计分析的影响，提高分析的准确性；少量且具代表性的数据将大幅缩减数据挖掘的时间，降低数据存储的成本。

4. 数据归一化

数据归一化（标准化）处理是数据挖掘的一项基础工作，不同来源的数据往往具有不同的量纲（身高、体重等）和量纲单位（身高：米、厘米；体重：千克等），这样会影响数据分析的结果，为了消除指标之间量纲的影响，需要进行数据标准化处理，以解决数据指标之间的可比性。原始数据经过数据标准化处理后，各指标处于同一数量级，适合进行综合对比评价。简而言之，归一化的目的就是使得预处理的数据被标准化到一定的数值范围内（比如［0，1］或者［-1，1］）或者符合标准正态分布，从而消除奇异样本数据导致的不良影响。奇异样本数据是指相对于其他输入样本特别大或特别小的样本矢量（即特征向量）。

图像数据同样需要进行归一化。在图像处理中，几何不变矩可以作为一个重要的特征来表示物体，其具有旋转、平移、尺度基本保持不变的特征，可以据此特征来对图像进行分类等操作。图像数据归一化同样是将图像的数据值标准化到一定数字范围或者标准正态分布的过程，几何不变矩是图像特征提取的一种方法。图像数据归一化使得图像可以抵抗几何变换的干扰，找出图像中的不变量，从而得知这些图像原本就是一样的或者一个系列的。

数据归一化在机器学习和深度学习方面有着很大的优点，不仅提升模型的收敛速度，使不同维度之间的特征在数值上有一定可比性，显著提高分类器的准确性，而且在深度学习中数据归一化可以防止模型梯度爆炸。数据归一化完成后，就可以将处理好的数据进行统计分析。

5. 数据分析

数据分析是指用适当的统计分析方法对收集来的大量数据进行分析，提取有用信息和形成结论，并对数据加以详细研究和概况总结。数据分析的目的是把隐藏在一大批看来杂乱无章的数据中的信息集中和提炼出来，从而找出所研究对象的内在规律。

6. 数据结果输出或可视化展示

数据结果输出或可视化展示是关于数据视觉表现形式的科学技术研究，主要借助图形化的手段清晰有效地传递和沟通信息。本质上，任何能够借助于图形的方式展示事物原理、规律、逻辑的方法都称为数据可视化。一般而言，完整的可视化流程包括以下内容：可视化输入，包括可视化任务的描述、数据的来源与用途、数据的基本属性、概念模型等；可视化处理，对输入的数据进行各种算法加工，包括数据清洗、筛选、降维、聚类等操作，并将数据与视觉编码进行映射；可视化输出，基于视觉原理和任务特性，选择合理的生成工具和方法，生成可视化作品。

传统的数据可视化方法包括表格、直方图、散点图、折线图、柱状图、饼图、面积图、流程图、泡沫图表等，以及图表的多个数据系列或组合，如时间线、维恩图、数据流图、实体关系图等。统计图表是使用最早的可视化图形，在数百年的发展过程中逐渐形成了基本"套路"，符合人类感知和认知，进而被广泛接受。此外，一些数据可视化方法经常被使用，却不像前面那些使用得广泛，比如平行坐标式、树状图、锥形树图和语义网络等。可视化并非仅仅是静态形式，而应当是互动的，新的数据库技术和前沿的可视化方法是减少成本的重要因素，也有助于完善科研的进程。

三、医学数据分析

医学数据分析是医学知识发现和获取的重要途径，临床试验数据、实验室科研数据分析，都应当采用国际公认的方法和统计分析软件。医学数据分析首先要确定数据分析项目，然后明确数据分析的目标、数据准备、特征提取、特征分析和评估，最后输出可视化的结果（图 2-1）。

常规的数据分析可分为描述性统计分析、探索性数据分析以及验证性数据分析。其中，描述性统计分析意在揭示数据分布的特征，探索性数据分析侧重于在数据中发现新特征，而验证性数据分析则侧重于已有假设的证实或证伪。医学数据的分析是在这些分析方法的基础上进一步细化，常见的医学数据分析方法包括差异性检验、相关分析、一致性评估和回归分析。

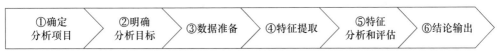

图 2-1　医学数据分析流程示意图

1. 差异性检验

首先，对于变量之间是否有差异，需要进行差异性检验。基于变量类型即连续变量和分类变量选择不同的统计方法。不同检验方法的适用范围各不相同：在对连续变量进行差异性检验前，需要对数据进行正态性检验和方差齐性检验，正态性数据采用 t 检验；不满足正态分布的数据，采用非参数检验（图 2-2）。

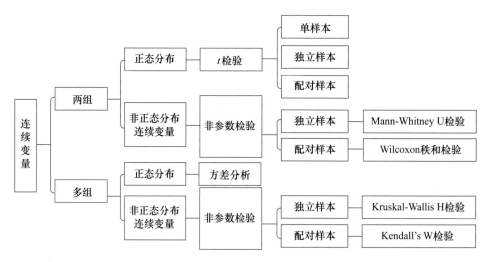

图 2-2　连续变量差异性检验方法

对于分类变量需要考虑变量是有序还是无序，再进一步确定使用的统计方法。其中，无序分类变量是指取值没有顺序差别，仅做分类的变量。与无序多分类变量不同，有序多分类变量的各个选项直接呈现向一个方向递增或递减的关系，用来描述等级或者次序逻辑关系的变量（图 2-3）。

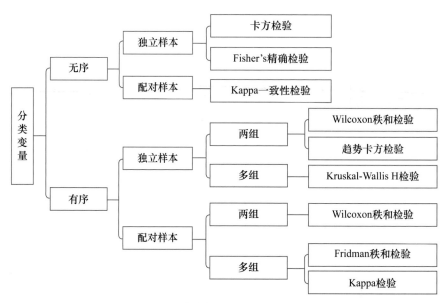

图 2-3　分类变量差异性检验方法

以下简单介绍医学数据处理过程中常用的 t 检验、秩和检验和卡方检验。

（1）t 检验：也被称为 student t 检验，本质上是平均值的比较，它是通过 t 分布理论来推论差异发生的概率，进而比较两个平均值的差异是否显著。独立样本 t 检验的计算公式如下：

$$t = \frac{\overline{X_1} - \overline{X_2}}{\sqrt{\dfrac{(n_1 - 1) S_1^2 + (n_2 - 1) S_2^2}{n_1 + n_2 - 2} \left(\dfrac{1}{n_1} + \dfrac{1}{n_2} \right)}} \qquad (公式\ 2\text{-}1)$$

其中，n_1 和 n_2 为两组样本容量，S_1^2 和 S_2^2 为两组样本的方差，$\overline{X_1}$ 和 $\overline{X_2}$ 为两样本的期望值。t 检验的应用前提是数据同时符合正态分布和方差齐性。

（2）秩和检验：也被称为顺序和检验，是一种非参数检验，本质上是次序的比较。它是通过将所有观测值（或每对观测值差的绝对值）按照从小到大的次序排列，每一观测值（或每对观测值差的绝对值）的次序编号，称为秩（或秩次）。对两组观测值（配对设计下根据观测值差的正负分为两组）分别计算秩和进行检验。秩和检验的应用不受总体分布限制，适用范围广，实用性强，但计算过程中，如果相同秩次较多，则需要校正统计量。

（3）卡方检验：是统计样本的实际观测值与理论推断值之间的偏离程度的检验方法。实际观测值与理论推断值之间的偏离程度就决定卡方值的大小，如果卡方值越大，二者偏差程度越大；反之，二者偏差越小；若两个值完全相等，卡方值就为 0，表明实际观测值与理论推断值完全符合。卡方检验适用于分类变量。

2. 相关分析

变量之间的相关性也是医学数据分析中的重点内容，但是有时会将相关性、回归以及一致性混淆。相关性主要是描述两个变量之间线性关系的密切程度（相关系数无单位），一致性是指同一指标的不同测量方式之间的关系，而回归则是揭示自变量 X 对因变量 Y 的影响（回归系数有单位），如表 2-3 所示。

表 2-3　数据相关和回归分析的区别与联系

	相关	回归
变量地位	变量 X 和变量 Y 处于平等的地位	变量 Y 称为因变量，变量 X 称为自变量，用于预测因变量的变化
常用方法	正态分布：Pearson 相关 非正态分布：Spearman 相关	因变量是连续变量：线性回归 因变量是分类变量：逻辑回归
应用	主要是描述两个变量之间线性关系的密切程度（相关系数无单位）	揭示自变量 X 对因变量 Y 的影响（回归系数有单位），可以通过回归方程进行预测和控制

相关分析方法的选择同样基于变量本身的特点，正态分布的定量资料选择 Pearson 方法，定量资料和定性资料相关分析、定性资料之间的相关分析则使用秩序相关（图 2-4）。

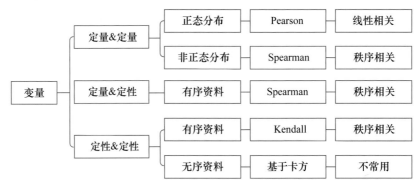

图 2-4   相关性检验方法的选择

相关性的度量主要看两方面：相关系数，即反映两个变量之间的关系强度，通常认为，相关系数在 0.7 以上为强相关，0.4 ～ 0.7 为中等强度相关，0.2 ～ 0.4 为弱相关；P 值，即显著性值，由统计学显著性检验计算得到，反映变量之间的差异是否有统计学意义。P 值和样本量有很大关系，相关系数需要在 P 值指标下进行解读，通常 P 值小于 0.05 就说明变量之间存在显著差异，也说明此次相关性检验获得的相关系数是真实存在而非偶然因素造成的。此外，Pearson 相关分析只是线性相关，没有线性相关不等于没有非线性相关。因此，正确的方法是决定结论的重要因素。

3. 一致性评估

定量数据的一致性评估要选择组内相关系数（intraclass correlation coefficient，ICC），而定性资料则选用 Kappa 值。Kappa 值是一种基于混淆矩阵计算的衡量分类精度的指标，取值范围在 -1 ～ 1 之间，通常大于 0。Kappa 值适用于 2 个测量者对同一组受试对象评价，或者同一测量者对同一组受试对象前后 2 次测量，并且测量指标必须是分类变量（包括二分类、多项无序以及等级资料），即 2 组分类资料。ICC 是衡量和评价测量者间信度和复测信度的信度系数指标，是个体的变异度除以总的变异度获得的统计值，取值范围在 0 ～ 1 之间，0 表示不可信，1 表示完全可信。ICC 适用于 n 个测量者（$n \geq 2$）测量同一组受试对象，测量指标为连续变量和分类变量均可。除了上述方法外，还可以使用 Bland-Altman 图进行一致性分析，它是一种一致性测量的可视化展示方法，横坐标为 2 个测量者的平均值，纵坐标为 2 个测量者的差值，比如有 100 个研究对象，每个对象进行 2 次测量，那么就会有 100 个平均值数据（两次测量的平均值），以及 100 个差值数据（两种方法的测量数据差值），将此 100 个数据散点展示在图中。Bland-Altman 图将测量数据经过相关计算后，如果散点在可信区间范围内（一般是差值的 1.96 个标准差范围内）就说明数据具有较好的一致性水平（图 2-5）。Bland-Altman 图简单直观，但主观性相对较强。每种方法的功能侧重和对数据格式的要求都略有不同（表 2-4）。

4. 回归分析

回归分析本质上是一种预测性的建模技术，研究因变量（目标）和自变量（预测器）之间的关系，比较不同尺度变量之间的相互影响，常用的回归方法有线性回归和逻辑回

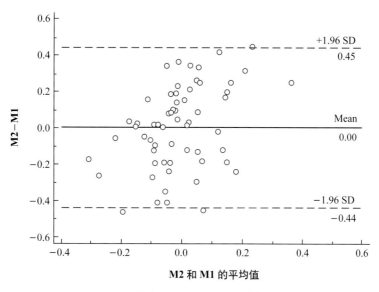

图 2-5　Bland-Altman 图

表 2-4　一致性评估方法的比较		
方法	**数据类型**	**数据分组**
组内相关系数（ICC）	定量资料或定性资料	n 个测量者对于测量数据一致性或同一对象的多次测量之间的信度
Kappa 值	定性资料或有序资料	针对两项数据一致性
Bland-Altman 图	定量资料	针对两项数据一致性

归。线性回归，即 $y=ax+b$ 中 y 为因变量，x 为自变量，b 为常数项，y 的取值范围从负无穷到正无穷。逻辑回归中，y 的本质是概率值，通过 Sigmoid 函数进行 Logit 转换，将随机变量 y 映射到 $0\sim1$ 之间，分析的是 y 取某个值的概率 p 与 x 的关系。逻辑回归不仅可以用来回归，还可以进行分类、预测。使用线性回归要求自变量与因变量之间必须有线性关系，而逻辑回归并没有此要求。另外，多元变量可以使用向前选择法、向后剔除法和逐步筛选法来选择最重要的自变量。

医学影像数据分析除了获取常规传统的定性和定量数据信息外，还可以通过提取图像不同级别的特征，通过机器学习或者深度学习的方式对其进行数据分析。医学数据分析需要依据数据的具体特点选择正确的分析方法，并在分析过程中不断对分析模型进行调整，以获得有意义的分析结果，进而指导项目的进一步研究和数据的再次收集补充。

第三节　医学数据分析常用软件

常用的医学数据分析及可视化软件有统计产品与服务解决方案（statistical product and service solutions，SPSS）软件、统计分析系统（statistical analysis system，SAS）软件、

R 语言、Python 语言、Medcalc 软件、OriginPro 软件等，这些软件都具有比较强大的统计分析以及可视化功能，具体应用中如何选择软件一般分三步：第一，需要明确数据分析目标和数据资料本身的特点；第二，根据数据资料的具体特点，筛选确定合适的统计方法；第三，根据筛选确定的统计方法，结合各统计分析软件的功能和特点，合理选择适用的统计软件。下面介绍几种常用的医学统计软件。

一、SPSS 软件

SPSS 软件是由 IBM 开发的用于分析和编辑各种数据的统计分析软件，包括庞大的高级数据分析、机器学习算法库、文本分析、开源可扩展性与大数据的集成等功能；能够支持多种格式的数据处理，包括 dbase、Excel、txt 文本、SQL 数据库。SPSS 界面友好，使用直观灵活，集数据录入、分析、转化、检索、管理、作图、制表等功能于一体，灵活性以及可扩展性使其应用广泛。SPSS 具有丰富而全面的统计分析方法，主要包含了描述性统计、均值比较、相关分析、广义线性模型、混合模型、逻辑回归分析、机器学习模型、降维、非参数检验、生存分析、受试者工作特征（receiver operating characteristic，ROC）曲线分析等，是学术界公认且最常用的统计软件包之一。

二、MedCalc 软件

MedCalc 软件是一个用于生物医学研究的统计软件，具有丰富的统计分析、图表和高级模块分析功能，可以分析各种系统性能曲线。MedCalc 能够读取和显示 Excel、SPSS、DBase、Lotus 导出或从 SYLK、DIF 和文本文件导入的精确数据，其数据浏览器可以很好地管理数据、注释、文本和图形。该软件的一个重要特征是它能够分析 ROC 曲线，以及进行多个 ROC 曲线的比较，并以 95% 置信度生成 ROC 曲线图，能够给出敏感性、特异性、似然比、阳性和阴性预测值的一览表（图 2-6）。用户运行软件后可以选择不同的统计分析功能，完成自己的数据处理项目。

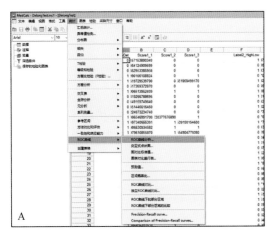
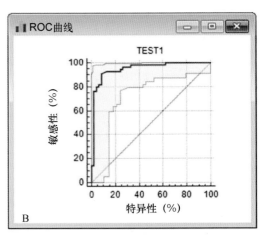

图 2-6　MedCalc 软件主要统计分析功能（**A**）及 ROC 曲线分析展示（**B**）

三、SAS 软件

SAS 软件是由美国北卡罗来纳州立大学 1966 年开发的统计分析软件，是一个模块化、集成化的大型应用软件，主要完成以数据为中心的四大任务，即数据访问、数据管理、数据呈现以及数据分析。SAS 的主要特点是功能强大、统计方法齐全，可以读取各种文件作为其数据源，如 CSV、Excel、Access、SPSS 和原始数据，还有许多内置的数据源可供使用。SAS/Graph 模块提供了强大的绘图工具，图形的制作主要使用 SAS 程序语言编程运行输出，受到高级用户的欢迎，但同时也是比较难掌握的软件之一，目前多用于企业工作。

四、R 语言

R 语言是由贝尔实验室开发的开源免费的面向对象的统计编程语言，主要应用于数据处理、计算和图形可视化。R 语言拥有一整套数组和矩阵的操作运算符，包括条件、循环、用户定义的递归函数以及输入和输出接口。R 语言最重要的特点是提供了非常丰富的程序包，可以解决不同用户庞大的数据分析需求。机器学习中经常使用的 glmnet 包，是一个通过惩罚最大似然拟合广义线性模型的软件包，在大多数模型的变量选择中都可以采用 glmnet 包来解决，如二分类 logistics 回归模型、多分类 logistics 回归模型、Cox 比例风险模型、SVM 等。R 语言的 ggplot 包是一个拥有一套完备语法且容易上手的绘图系统，能绘制出许多个性化且精美的图片，此包在 Python 和 R 中都能引入并使用，在数据分析可视化领域中应用极为广泛。除了 R 语言自带的标准包外，用户还可以根据自己的特殊需求编写并贡献自己的分析包。利用这些程序包，用户能够显著提高工作效率。Rstudio 是 R 语言的基础开发环境，主要包括四个子界面，即程序编辑窗口、工作区及历史记录窗口、程序运行与输出窗口（控制台）以及画图和函数包帮助窗口（图 2-7）。用户可以很方便地利用这些窗口编写程序，进行结果可视化，以及管理自己的数据。

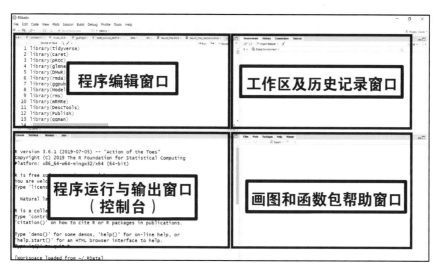

图 2-7 Rstudio 语言主要工作界面

参考文献

［1］莫雷拉，卡瓦略，霍瓦斯 . 数据分析——统计、描述、预测与应用［M］. 吴常玉，译 . 北京：清华大学出版社，2021：74-93.

［2］Mustafa W A，Alquran H. Editorial on special issue "Medical data processing and analysis"［J］. Diagnostics，2023，13（12）：2081.

［3］Hosny A，Parmar C，Quackenbush J，et al. Artificial intelligence in radiology［J］. Nat Rev Cancer，2018，18（8）：500-510.

［4］娄岩，胡仕坤，袁磊 . 医学大数据概论［M］. 北京：清华大学出版社，2021：9-37.

［5］李康，贺佳 . 医学统计学［M］. 7 版 . 北京：人民卫生出版社，2018：66-84.

［6］胡良平 . 临床统计学：临床课题统计解读［M］. 河南：河南科学技术出版社，2019：12-50.

［7］Chan H P，Samala R K，Hadjiiski L M，et al. Deep learning in medical image analysis［J］. Adv Exp Med Biol，2020，1213：3-21.

［8］Koski E，Murphy J. AI in healthcare［J］. Stud Health Technol Inform，2021，284：295-299.

［9］赵耐青，尹平 . 医学数据分析［M］. 上海：复旦大学出版社，2014：136-151.

［10］Papadimitroulas P，Brocki L，Chung N C，et al. Artificial intelligence：deep learning in oncological radiomics and challenges of interpretability and data harmonization［J］. Phys Med，2021，83：108-121.

（本章作者：李瑞利　卢洁）

3 第三章
人工智能算法

算法是人工智能的心脏，是一系列告诉人工智能如何从数据中学习、分析并做出决策的指令。它们是实现智能行为的基础，无论是在图像识别、语言处理还是趋势预测方面。进入 21 世纪以来，机器学习成为人工智能应用研究中最活跃、取得进展最大的一个分支，基于人工神经网络（ANN）的深度学习是机器学习研究中的一个新方向，目前已经在图像识别、语音识别、自然语言处理（NLP）等领域取得了突破性的进展和日益广泛的应用。

第一节　人工智能的基本术语与概念

人工智能作为一门新兴的多维度学科，包含了大量的专业术语和概念，这些术语往往具有高度的技术性，且多数尚无统一的描述，不过不同的描述核心含义基本是一致的。本节主要介绍本书涉及的一些基本术语和概念，以帮助非专业背景的读者更好地理解和把握。

一、基本术语

1. 数据集

数据集是指一组具有相似结构的数据样本的合集；样本是对某个对象的描述；属性，也称为特征，是对象某个方面的表现或性质；属性值是属性上的取值；维度或维数是描述样本属性的个数，例如图像数据样本的主要特征包括颜色、纹理、形状、空间关系等。

2. 训练

训练是指基于机器学习算法，利用训练数据，建立或改进机器学习模型参数的过程。通俗地说，训练就是从数据中学得模型的过程，也被称为"学习"。

3. 训练集、验证集（调优集）和测试集

训练过程中所利用的数据集称为训练集，用于训练人工智能算法，其类标记对于算法来说是已知的。为了选出效果最佳的模型，用于调优人工智能算法的数据集称为调优集，

其类标记对算法来说未知。获得模型后，用于测试人工智能算法性能的数据集称为测试集，其类标记对算法来说未知。注意，调优集在一些机器学习著作中被称为验证集。本书统一采用验证集这一名称，验证集或调优集在机器学习过程中并不是必需的。

4. 标签或标记

标签或标记是附加到一组数据元素的标识符，标识数据的特征、类别和属性等，在机器学习中，可以建立数据与机器学习训练要求所定义的机器可读数据编码间的联系。标签是通过"数据标注"任务来完成的，即对文本、图像、视频等待标注数据进行归类、整理、编辑、纠错、标记和批注等操作，为待标注数据增加标签，生成满足机器学习训练要求的机器可读数据编码。

5. 分类、回归、聚类

机器学习训练的结果是建立模型，模型的最终目的是完成某类任务。机器学习的常见任务包括分类、回归、聚类。分类任务是指用模型来预测离散值，在这类任务中，计算机程序需要指定某些输入属于 k 类中的哪一类。回归是指用模型来预测连续值，在这类任务中，计算机程序需要给定输入预测数值。分类和回归任务中，训练数据都带有标签信息。聚类是指通过模型将训练数据分成若干组，每组成为一个簇，在这类任务中，训练数据不带有标签信息，自动形成的簇的特征和总数都是事先未知的，因此，聚类任务可用于了解数据的内在规律，为更深入地分析数据建立基础。分类和回归是监督学习的代表任务，而聚类则是无监督学习的代表任务。

6. 优化

大多数深度学习算法都涉及某种形式的优化，优化指的是改变 x 以最小化或最大化某个函数 $f(x)$ 的任务。通常以最小化 $f(x)$ 指代大多数最优化问题，最大化可经由最小化算法最小化 $-f(x)$ 来实现。需要最小化或最大化的函数称为目标函数或准则，针对最小化场景，也称为代价函数或损失函数或误差函数，这几个单词可以交替使用。交叉熵就是深度学习常见的损失函数。

最优化方法就是指寻找函数最小值或最大值的方法。通常采用的是迭代法，从一个初始点 x_0 开始，反复使用某种规则从 x_k 移动到下一点 x_{k+1}，直到到达函数的极值点。这些规则一般会利用一阶导数信息即梯度，或者二阶导数信息即"黑塞矩阵"或"海瑟矩阵"，指多元函数的二阶偏导数矩阵。这种算法的目的是寻找导数值为 0 的点，依据是极值定理，在极值点处函数的导数必须为 0。需要注意的是，导数为 0 的点可能存在多个，而极值点只有一个（图 3-1），因此导数为 0 是函数取得极值的必要条件而非充分条件。

7. 泛化能力

泛化能力是一种评价机器学习算法的指标，描述算法对陌生样本（新样本）的适应能力。

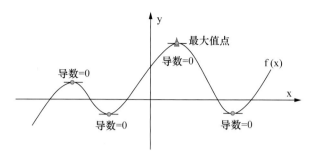

图 3-1　导数零点与极值点的关系示意图

二、基本概念

1. 监督学习

根据训练数据是否拥有标签信息，大致将机器学习方法分为监督学习和无监督学习两大类。如果一个机器学习算法使用了某个具体事实，或者在训练过程中使用了带标签的数据，那么这个机器学习算法就是监督学习算法。监督学习是指利用一组已知类别的样本调整分类器的参数，使其达到所要求性能的过程，是从标记的训练数据来推断一个功能的机器学习方法。通俗地说，监督学习算法是给定一组输入 x 和输出 y 的训练集（带有已知标签），学习如何关联输入和输出，建立一个"推理"模型，对未知类别的样本进行预测。

监督学习算法通常用于统计分类和回归分析，前者是对离散值的预测，后者是对连续值的预测。分类问题在医学影像分析中十分常见，例如鉴别肿瘤良恶性、肿瘤分型与分级、患者预后预测、疗效评估等，此类问题通常使用分类算法。对于回归问题，例如2022年我国新冠肺炎感染人数预测、吸烟对肺癌患者死亡率和发病率的影响、患者血液中胰岛素浓度的推断等，应使用回归算法。

2. 无监督学习

现实情况中往往缺乏足够的先验知识，所以难以进行人工类别标注或人工标注成本太高，因而很自然地希望计算机能代替人工完成这些工作或至少提供一些帮助。根据类别未知（没有标签）的训练样本解决模式识别中的各种问题，称为无监督学习。这类算法不使用基本事实，而是自行在数据中寻找暗示某些底层结构的模式。

无监督学习算法通常用于聚类分析和降维，聚类或簇是一组数据点，具有某些统一的特性，这些特性使它们与其他聚类/簇有明显的不同。聚类分析就是将数据集分成不同的聚类/簇。在医疗领域，假设要从大量的癌症活检样本中获取基因表达数据，然后通过算法建立模型，辨别是否存在可以预测癌症的基因，则可以通过聚类方法分析是否存在具有不同治疗方式的癌症亚型。此外，聚类问题还包括医学影像中的高维组学特征可以分为哪些类别、参与医学调查的受访者分为几类等，当遇到这类问题时，应使用聚类算法。

在数据表示中，低维表示通常会产生比原始高维数据具有较少或较弱依赖关系的元素，降维是采用某种映射方法，将原高维空间中的数据点映射到低维度的空间中。降维可以帮助减少共线性和维数灾难，降低算法的计算开销；可以将数据在二维或三维空间中进行绘制显示，帮助更直观准确地明确分类算法和聚类算法的性能。因此降维可作为一种探索性技术或作为机器学习进程中的预处理步骤。

3. 半监督学习与强化学习

大多数机器学习算法属于监督或无监督学习算法这两个类别，但还有一类称为半监督学习算法，这是一种监督和无监督算法相互融合的机器学习算法，因此并不把它作为一种单独分类。半监督学习中，训练数据的一部分有标签，而另一部分没有标签；没有标签的数据样本量常常极大于有标签数据样本（这也是符合现实情况的）。隐藏于半监督学习下的基本规律在于数据的分布必然不是完全随机的，通过一些有标签数据的局部特征，以及更多没有标签数据的整体分布，就可以得到可接受甚至非常好的分类效果。因此，半监督学习通常被理解为在有监督的分类算法中加入无标签的样本来增强有监督的分类效果，或在无监督的学习算法中加入有标签的样本来增强非监督学习算法的聚类效果。

在医学影像领域，完全依赖于监督学习的方法会使标注成本过高，而单独使用无监督学习方法又难以获得如监督学习一样近乎完美的分类效果。因此，在可行的情况下，应对已知数据集进行尽可能多的、准确的标注，然后使用标注的数据构建监督模型，通过将其余未标注的数据输入模型中，获得其预测标签（预测值）。因为无法确认机器自动标注的准确性（又称为伪标注），后续可以对其进行人工干预或核对，或者将数据与手动标注和伪标注结合起来，通过结果来训练新的预测模型，以不断提高模型整体的预测性能及泛化性。

此外，目前还有一类新的机器学习算法类型，即强化学习（RL）。RL并不是在一个固定的数据集上训练，而是会和环境进行交互，学习系统根据从环境中反馈的信号状态（奖励/惩罚），调整系统的参数，RL的典型应用是下棋机器。上述两类算法本书不再展开，读者可以通过其他途径搜索相关知识。

第二节　机器学习与经典算法

一、机器学习概述

机器学习是研究计算机模拟人类的学习活动、获取知识和技能的理论和方法，以改善系统性能的学科。通俗地说，机器学习是研究如何通过计算机从数据中产生"模型"的算法，即"学习算法"。将样本数据输入给"学习算法"，得到模型，然后用模型对数据进行预测与决策，称为推理。机器学习的本质可以说是模型的选择及模型参数的确定。抽象来看，就是需要确定一个映射函数以及函数的参数，把模型的输入 x 通过映射函数得到它的输出 y（通常为一个向量或标量）。

机器学习是人工智能应用研究的重要分支，人工智能的兴起离不开机器学习的发展，其发展过程可分为4个阶段（图3-2），并在新阶段时期逐步发展出以深度学习为代表的新分支。

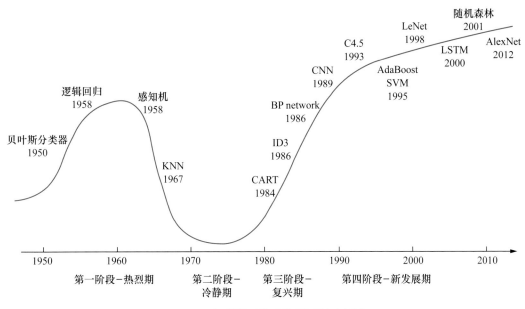

图 3-2　机器学习算法发展历程示意图

1. 第一阶段-热烈期

第一阶段是在 20 世纪 50 年代中期到 60 年代中期，这是人工智能自诞生以来的第一个研究高潮，也是机器学习的热烈时期。此期间的研究目标是各类自组织系统和自适应系统，主要研究方法是不断修改系统的控制参数以改进系统的执行能力，不涉及与具体任务有关的知识，也被称为"无知识"学习。此阶段重要的算法发展是在 1958 年心理学家弗兰克·罗森布拉特（Flank Rosenblatt）提出的感知机模型，它是基于 M-P 模型（图 1-2）的单层神经网络，这是首个可以根据样本数据来学习（训练）权重特征的模型，训练好的神经网络可以对新的数据做分类预测，可以说是最简单的"机器学习"过程，由此也兴起了神经网络的研究热潮。

2. 第二阶段-冷静期

第二阶段是在 20 世纪 60 年代中期到 70 年代中期，是机器学习的冷静时期。此期间的研究目标是模拟人类的概念学习过程，但这种学习系统只能学习单一概念，未能投入实际应用。在神经网络研究方面，1969 年人工智能之父马文·明斯基和西蒙·派铂特（Seymour Papert）出版了《感知机：计算几何学导论》（*Perceptron*：*An Introduction to Computational Geometry*），提出了著名的"感知机无法解决异或问题"的论断，直接导致神经网络研究进入低潮。

3. 第三阶段-复兴期

第三阶段是在 20 世纪 70 年代中期到 80 年代中期，是机器学习复兴时期。此期间人工智能携"专家系统"强势回归，人们认识到需要灌输机器知识才能实现智能。学者们从学习单个概念扩展到学习多个概念，探索不同的学习策略和各种学习方法，自动知识获取成为机器学习应用的研究目的。1980 年在美国卡内基–梅隆大学召开了第一届机器学习国际研讨会，标志着机器学习研究在全世界开始兴起。

4. 第四阶段–新发展期

第四阶段从 20 世纪 80 年代中期至今，是机器学习的最新阶段。此阶段机器学习已经成为新的综合性学科，涉及更多的基础领域学科，多种学习方法不断推出，应用范围不断扩大，并且取得了明显的成果。机器学习与统计学的融合，是机器学习发展的重要里程碑。进入 90 年代后，多个浅层机器学习模型相继问世，包括 SVM、决策树算法（ID3、C4.5、CART）、集成学习算法（AdaBoost）、随机森林算法等，这些算法共性都是数学模型为凸代价函数的最优化问题，理论分析相对简单，容易从样本数据中学到内在模式，来完成分类、回归、预测等初级智能工作，在医学、金融、商业等领域得到了成功应用，给机器学习注入了新的活力。

此期间神经网络研究也重新兴起，重要的里程碑事件是 1986 年由杰弗里·辛顿和罗纳德·威廉姆斯等提出的反向传播（BP）算法，大幅度降低了训练神经网络所需的时间，成为神经网络的核心算法，也标志着基于神经网络的深度学习成为机器学习的重要方向之一。1989 年深度学习专家杨立昆（Yann LeCun）基于 BP 算法发展和完善了卷积神经网络（CNN），并用于识别手写邮政编码。目前 CNN 已广泛用于图像、语音、视频等模式识别，并且在工业、自动驾驶、医疗、零售等许多行业推出了一批商业人工智能产品，将深度学习推向又一个高潮。

图 3-2 中，KNN（k-nearest neighbor）是指 k 近邻算法（分类算法），ID3（iterative dichotomiser 3）、C4.5、CART（classification and regression tree）是决策树的三种经典算法。长短期记忆（long short-term memory，LSTM）网络是一种循环神经网络（RNN），一般多用于时序生成任务；LeNet、AlexNet 等 CNN 网络通常被应用于计算机视觉相关的图像处理任务。

在上述方法中，CNN、LSTM 和 AlexNet 网络的出现使得基于深度神经网络的学习方法得到越来越多的重视，被广泛应用于计算机视觉、自然语言处理等传统机器学习方法不能很好解决的问题当中。在医学领域，机器学习对于疾病鉴别诊断、个性化治疗、临床试验研究、医学影像图像辅助分析和放射治疗靶区勾画以及流行病暴发预测等都起到相当大的作用，一些技术成果已经开始进入人工智能产品商业化阶段。

典型的机器学习任务包括分类、回归、降维和聚类等。以下针对不同的机器学习任务介绍一些经典的机器学习算法，并简要介绍几种衡量算法优劣的评价指标。

二、分类算法

1. k 近邻算法

KNN 是一种简单有效的分类算法。KNN 的模型表示整个训练数据集，对新数据点的预测结果是通过在整个训练集上搜索与该数据点最相似的 k 个实例（近邻）并且总结这 k 个实例的输出变量而得出的（图 3-3）。对于回归问题，预测结果可能就是输出变量的均

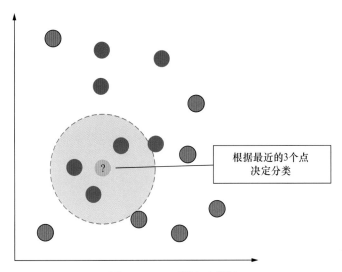

图 3-3　KNN 算法示意图

值；对于分类问题，预测结果可能是众数（或最常见的）的值。

关键之处在于如何判定数据实例之间的相似程度，如果数据特征尺度相同（例如都以英寸为单位），那么最简单的度量技术就是使用欧几里得距离（即一个向量的自然长度，在二维和三维空间中就是两点间的实际距离），可以根据输入变量之间的差异直接计算出该值。

KNN 需要大量的内存或空间来存储所有数据，但只有在需要预测时才实时执行计算（或学习）。随着时间的推移，还可以更新并管理训练实例，以保证预测的准确率。使用距离或接近程度的度量方法可能会在高维的情况下（有许多输入变量）崩溃，这可能会对算法在某些问题上的性能产生负面影响，即维数灾难。因此，应仅使用那些与预测输出变量最相关的输入变量。

2. 贝叶斯分类器

朴素贝叶斯是一种简单而强大的预测建模算法，之所以被称为"朴素"，是因为它假设每个输入变量之间是相互独立的。尽管对于真实数据来说，这个假设并不现实，然而该算法可有效解决大量的复杂问题。

该模型由两类可直接从训练数据中计算出来的概率组成：数据属于每一类的概率，以及给定每个 x 值，数据从属于每个类的条件概率。一旦这两个概率被计算出来，就可使用贝叶斯定理用概率模型对新数据进行预测（图 3-4）。当数据是实值的时候，通常假

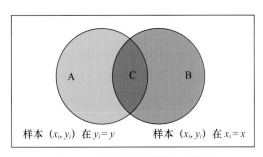

图 3-4　朴素贝叶斯算法示意图

设数据符合高斯分布（钟形曲线），这样就可以很容易地估计这些概率。贝叶斯理论中涉及相当多的概率分布与条件概率相关基础概念，这里做一些简单概述。

概率分布用来描述随机变量或一簇随机变量在每一个可能取得的状态的可能性大小。离散型变量的概率分布可以用概率质量函数（probability mass function，PMF）来描述。PMF 将随机变量能够取得的每个状态映射到随机变量取得该状态的概率。x＝A 的概率用 P（A）或 P（x＝A）来表示，概率为 1 表示 x＝A 是确定的，概率为 0 表示 x＝A 是不可能发生的。有时会用"～"符号来说明变量 x 所遵循的分布：x ～ P（x）。

多个离散型变量的概率分布称为联合概率分布，通常用 P（x＝A，y＝B）或 P（A，B）来表示 x＝A 和 y＝B 同时发生的概率。

如果一个函数 P 是随机变量 x 的 PMF，必须满足下面这几个条件：

（1）P 的定义域必须是 x 所有可能状态的集合。

（2）$\forall_{A \in x}$，$0 \leqslant P$（A）$\leqslant 1$，也就是不可能发生的概率为 0，并且不存在比这概率更低的状态。类似的，能够确保一定发生的事件概率为 1，而且不存在比这概率更高的状态。

（3）$\sum_{A \in x} P$（A）＝1，这条性质称为归一性。如果没有这条性质，当计算很多事件其中之一发生的概率时，可能会得到大于 1 的概率。

离散型随机变量常见的概率分布包括：伯努利分布、泊松分布等。

连续型随机变量的概率分布用概率密度函数（probability density function，PDF）来描述。PDF 并不直接对连续变量的特定状态给出概率，而是给出了它落在无限小的区域内的概率，记为 p（x）dx。

如果一个函数 p 是 PDF，必须满足下面这几个条件：

（1）p 的定义域必须是 x 所有可能状态的集合。

（2）$\forall_{x \in x}$，p（x）$\geqslant 0$，注意，并不要求 p（x）$\leqslant 1$。

（3）$\int p$（x）dx＝1。

连续型随机变量常见的概率分布包括：正态分布（也称高斯分布）、拉普拉斯分布等。

条件概率是某个事件在给定其他事件发生时出现的概率。一般将给定 $x＝A$ 时 $y＝B$ 发生的概率记为 P（$y＝B|x＝A$），这个概率可以通过下面的公式来计算：

$$P（y＝B|x＝A）＝\frac{P（y＝B，x＝A）}{P（x＝A）}$$ （公式 3-1）

在以贝叶斯理论为基础的方法中，通常会提及熵值，且除了香农熵以外，交叉熵也是人工智能算法中应用最为广泛的损失函数之一。熵是信息论的重要术语之一。信息论是应用数学的一个分支，主要研究内容是对一个信号包含信息的多少进行量化。熵泛指某些物质系统状态的一种量度。香农熵，也称为信息熵，用来对整个概率分布中的不确定性总量进行量化，如果一个随机变量 x 的概率函数为 P（x），香农熵定义为：

$$H（x）＝-E_{x \sim P}\left[\ln P（x）\right]$$ （公式 3-2）

其中 ln 表示底数为 e 的自然对数，E 表示数学期望。换言之，一个概率分布的香农熵是指遵循这个分布的事件所产生的期望信息总量。

交叉熵是信息论的重要概念之一，主要用于度量两个概率分布间的差异性信息。如果对于同一个随机变量 x 有两个单独的概率分布 $P(x)$ 和 $Q(x)$，可以使用 KL 散度（Kullback-Leibler divergence）来衡量这两个分布的差异：

$$D_{KL}(P\|Q) = E_{x\sim p}\left[\ln\frac{P(x)}{Q(x)}\right] = E_{x\sim p}\left[\ln P(x) - \ln Q(x)\right] \quad （公式3-3）$$

交叉熵定义为：

$$H(P, Q) = H(P) + D_{KL}(P\|Q) \quad （公式3-4）$$

通过带入 KL 散度的公式可以得到：

$$H(P, Q) = -E_{x\sim P}\log Q(x) \quad （公式3-5）$$

根据上述公式可以看出针对 Q 最小化交叉熵就等价于最小化 KL 散度。

深度学习中常用交叉熵来作为损失函数，用以衡量真实标注和训练后模型输出的预测标注结果之间的差异性，通过最小化损失函数进行迭代以优化模型。

3. 决策树

决策树是一类重要的机器学习预测建模算法，可被表示为一棵二叉树。这种二叉树与算法设计和数据结构中的二叉树是相同的，每个节点都代表一个输入变量（x）和一个基于该变量的分叉点（假设该变量是数值型的）。图 3-5 展示了一个决策树模型的例子——高血压风险的决策路线。

决策树的叶子节点包含一个用于做出预测的输出变量（y），预测结果是通过在树的各个分叉路径上游走，直至到达一个叶子节点并输出该叶子节点的类别值而得出。决策树的学习速度很快，做出预测的速度也很快，在大量问题中往往都很准确，而且不需要为数据做任何特殊的预处理准备。

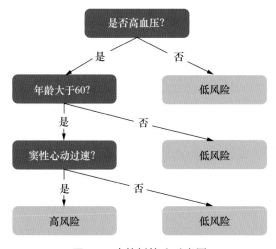

图 3-5 决策树算法示意图

4. 支持向量机

支持向量机（SVM）是目前最流行、讨论度最大的机器学习算法之一，其基本原理是基于训练集在样本空间中找到一个最佳分割的"超平面"，将不同类别的样本分开。在二维空间中，超平面实际就是一条直线，所有输入样本点都可以被这条线完全地划分开来；在三维空间中，超平面是一个平面，同样可以将样本分割开来。SVM学习算法旨在寻找最终通过超平面得到最佳类别分割的系数（图3-6）。超平面与最近数据点之间的距离叫作间隔，能够将两个类分开的最佳超平面具有最大间隔。距离超平面最近的训练样本点与超平面的定义和分类器的构建有关，这些样本点叫作"支持向量"，表示它们支持或定义超平面。在实际应用中，会采用一种优化算法来寻找使间隔最大化的系数值。

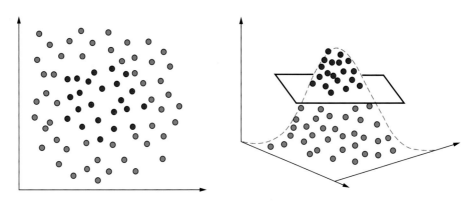

图 3-6 支持向量机算法原理示意图

三、回归算法

1. 线性回归

在统计学和机器学习领域，线性回归是最广为人知也最易理解的算法之一。线性回归算法就是试图学得一个"线性模型"以尽可能准确地预测实值输出标记。线性模型是一个由多个称为回归系数的模型参数线性组合成的一个函数，一般用向量表示为：

$$f(x) = \boldsymbol{B}^{\mathrm{T}}x + b \qquad （公式 3-6）$$

其中 $x = \begin{bmatrix} x_1 & x_2 & \cdots & x_n \end{bmatrix}$，表示自变量，只有一个自变量的情况称为简单回归，大于一个自变量的情况叫作多元回归。

$$\boldsymbol{B} = \begin{bmatrix} B_1 \\ B_2 \\ \vdots \\ B_n \end{bmatrix} \qquad （公式 3-7）$$

$\boldsymbol{B}$ 为回归系数，b 为截距，当 $\boldsymbol{B}$ 和 b 通过训练学得后，模型就得以确定。

对于简单回归来说，线性模型就是一个一元线性方程，在给定输入值 x 的条件下预测 y（图3-7），线性回归学习算法的目的是找到回归系数 B_0 和 B_1 的值。在线性回归中，最

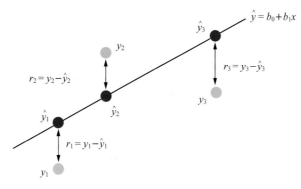

图 3-7　线性回归算法示意图

常用最小二乘法来对回归系数 **B** 和 b 进行求解或估计。

$$y = B_0 + B_1 \times x \qquad （公式 3-8）$$

2. 逻辑回归

逻辑回归是机器学习从统计学领域借鉴过来的另一种技术，是二分类问题的首选方法。与线性回归类似，逻辑回归的目的也是找到每个输入变量的权重系数值。但不同的是，逻辑回归的输出预测结果是通过一个叫作"逻辑函数"的非线性函数变换而来的。逻辑函数的形状看起来像一个大的"S"，它会把任何值转换至 0 ～ 1 的区间内（图3-8）。这十分有效，因为我们可以把一个规则应用于逻辑函数的输出，从而得到 0 ～ 1区间内的捕捉值（例如，将阈值设置为 0.5，则如果函数值小于 0.5，输出值为 1），并预测类别的值。

逻辑回归的预测结果也可以用作给定数据实例属于类 0 或类 1 的概率，这对于需要为预测结果提供更多理论依据的问题非常有用。与线性回归类似，当删除与输出变量无关且彼此之间非常相似（相关）的属性后，逻辑回归的效果更好。该模型学习速度快，对二分类问题十分有效。

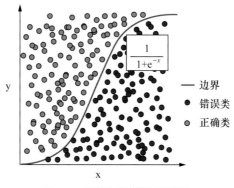

图 3-8　逻辑回归算法示意图

四、降维算法

部分应用的向量维数非常高,以图像数据为例,对于高度和宽度都为 100 像素的图像,如果将所有像素值拼接起来形成一个向量,这个向量的维数是 10 000。一般情况下,向量的各个分量之间可能存在相关性。直接将向量送入机器学习算法中处理效率会很低,也影响算法的精度。为了可视化显示数据,需要把向量变换到低维空间中。

1. 数据降维

假设三维空间中有一系列点,这些点分布在一个过原点的斜面上,用自然坐标系 x、y、z 这三个轴来表示这组数据的话,需要使用三个维度,而实际上这些点的分布仅在一个二维的平面上。那么,能否把 x、y、x 坐标系旋转至使数据所在平面与 x、y 平面重合?如果把旋转后的坐标系记为 x'、y'、z',那么这组数据的表示只用 x' 和 y' 两个维度表示即可。如果想恢复原来的表示方式,就需要把这两个坐标之间的变换矩阵存下来。如果把这些数据按行或者列排成一个矩阵,那么这个矩阵的秩就是 2,这些数据之间具有相关性,其构成的过原点的向量的最大线性无关组包含 2 个向量,这是一开始假设平面过原点的原因。如果平面不过原点,将坐标原点平移到数据中心,这样原本不相关的数据在这个新坐标系中就有相关性了。由于三点一定共面,也就是说三维空间中任意三点中心化后都是线性相关的,一般来讲 n 维空间中的 n 个点一定能在一个 $n-1$ 维的子空间中分析。

数据降维后并没有丢弃任何信息,因为这些数据在平面以外的第三个维度的分量都为 0。现在,假设这些数据在 z' 轴有一个很小的抖动,那么我们仍然用上述的二维表示这些数据,理由是我们可以认为这两个轴的信息是数据的主成分,而这些信息对于我们的分析已经足够了,z' 轴上的抖动很有可能是噪声,也就是说本来这组数据是有相关性的,噪声的引入,导致了数据不完全相关,但是这些数据在 z' 轴上的分布与原点构成的夹角非常小,也就是说在 z' 轴上有很大的相关性,综合这些考虑,就可以认为数据在 x'、y' 轴上的投影构成了数据的主成分。特征选择的问题,其实就是要剔除与类标签无关的特征。这里的特征很多是和类标签有关的,但里面存在噪声或者冗余。在这种情况下,需要一种特征降维方法来减少特征数,减少噪声和冗余,减少过度拟合的可能性。

2. 主成分分析

主成分分析(principal components analysis,PCA)方法是一种使用最广泛的数据降维算法,其主要思想是将 n 维特征映射到 k 维上($k < n$),这 k 维是全新的正交特征,也被称为主成分,是在原有 n 维特征的基础上重新构造出来的 k 维特征。PCA 的工作是从原始空间中有序地找一组相互正交的坐标轴,新的坐标轴的选择与数据本身是密切相关的。其中,第一个新坐标轴选择是原始数据中方差最大的方向,第二个新坐标轴选取是与第一个坐标轴正交的平面中方差最大的方向,第三个轴是与第 1、2 个轴正交的平面中方差最大的方向。依次类推,可以得到 n 个这样的坐标轴。通过这种方式获得的新的坐标轴,大部

分方差都包含在前面 k 个坐标轴中,后面的坐标轴所含的方差几乎为 0。因此可以忽略余下的坐标轴,只保留前面 k 个含有绝大部分方差的坐标轴。事实上,这相当于只保留包含绝大部分方差的维度特征,而忽略包含方差几乎为 0 的维度特征,实现对数据特征的降维处理。

通过计算数据矩阵的协方差矩阵,然后得到协方差矩阵的特征值和特征向量,选择特征值最大(即方差最大)的 k 个特征所对应的特征向量组成的矩阵。这样就可以将数据矩阵转换到新的空间当中,实现数据特征的降维。由于得到协方差矩阵的特征值和特征向量有两种方法:特征值分解协方差矩阵、奇异值分解(singular value decomposition,SVD)协方差矩阵,所以 PCA 算法有两种实现方法,即基于特征值分解协方差矩阵实现 PCA 算法和基于矩阵的奇异值分解协方差矩阵实现 PCA 算法。

3. 特征分解

特征分解是使用最广泛的矩阵分解之一,即将矩阵分解成一组特征向量和特征值。方阵 $A_{m \times m}$ 的特征向量是指与 A 相乘后相当于对该向量进行缩放的非零向量 v:

$$Av = \lambda v \tag{公式 3-9}$$

其中,标量 λ 称为这个特征向量 v 对应的特征值。

使用特征分解去分析矩阵 A 时,得到特征向量构成的矩阵 V 和特征值构成的向量 λ,则可以重新将 A 写作:

$$A = V \text{diag}(\lambda) V^{-1} \tag{公式 3-10}$$

其中,$\text{diag}(\lambda)$ 表示对角矩阵,仅主对角线上元素为 λ,其余元素均为 0。

4. 奇异值分解

只有可对角化的矩阵才可以进行特征分解,但实际中很多矩阵往往不满足这一条件,甚至很多矩阵都不是方阵,即矩阵行和列的数目并不相等。因此将矩阵的特征分解进行推广,得到了一种叫作 SVD 的方法。通过奇异值分解,会得到一些类似于特征分解的信息。SVD 的具体做法是将一个普通矩阵分解为奇异向量和奇异值,比如将矩阵 A 分解成三个矩阵的乘积:

$$A = UDV^T \tag{公式 3-11}$$

假设 A 是一个 $m \times n$ 矩阵,那么 U 是一个 $m \times m$ 矩阵,D 是一个 $m \times n$ 矩阵,V 是一个 $n \times n$ 矩阵,V^T 表示矩阵转置。这些矩阵每一个都拥有特殊的结构,其中 U 和 V 都是正交矩阵,D 是对角矩阵(注意,D 不一定是方阵)。对角矩阵 D 对角线上的元素被称为矩阵 A 的奇异值。矩阵 U 的列向量被称为左奇异向量,矩阵 V 的列向量被称为右奇异向量。

五、聚类算法

1. K- 均值算法

K- 均值算法是无监督的聚类算法，可简单实现，聚类效果也较好，因此应用广泛，其算法思想简单，对于给定的样本集，按照样本之间的距离大小将样本集划分为 k 个簇。让簇内的点尽量紧密地连在一起，而让簇间的距离尽量地大。如果用数据表达式表示，假设簇划分为（C_1，C_2，$\cdots C_k$），则我们的目标是最小化平方误差 E：

$$E=\sum_{i=1}^{k}\sum_{x\in C_i}\|x-\mu_i\|_2^2 \qquad （公式 3-12）$$

其中 μ_i 是簇 C_i 的均值向量，有时也称为质心，表达式为：

$$\mu_i=\frac{1}{|C_i|}\sum_{x\in C_i}x \qquad （公式 3-13）$$

如果想直接求上式的最小值并不容易，这是一个非确定性多项式问题，只能采用启发式的迭代方法。K- 均值采用的启发式方式很简单，用下面一组图（图 3-9）可以形象地描述。

图 3-9 中，图 A 表达了初始的数据集，假设 $k=2$。图 B 随机选择了两个 k 类所对应的类别质心，即图中的红色质心和蓝色质心，然后分别求样本中所有点到这两个质心的距离，并标记每个样本的类别为和该样本距离最小的质心的类别，如图 C 所示，经过计算样本和红色质心和蓝色质心的距离，得到了所有样本点的第一轮迭代后的类别。此时对当前标记为红色和蓝色的点分别求其新的质心，如图 D 所示，新的红色质心和蓝色质心的位置已经发生了变动。图 E 和图 F 重复了图 C 和图 D 的过程，即将所有点的类别标记为距离最近的质心的类别，并求新的质心，最终得到的两个类别如图 F。当然，在实际

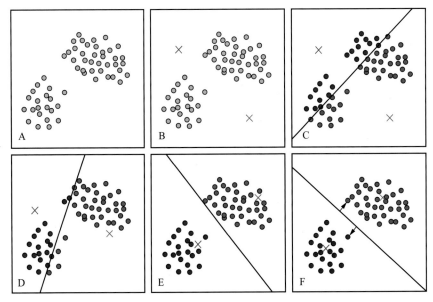

图 3-9　K- 均值算法示意图

K-均值算法中，一般会多次运行图 C 和图 D，才能达到最终的较优的类别。

2. 层次聚类

层次聚类是一种很直观的算法，顾名思义就是要一层一层地进行聚类，可以从下而上地把小的簇合并聚集，也可以从上而下地将大的簇进行分割。所谓从下而上地合并簇，具体而言，就是每次找到距离最短的两个簇，然后进行合并成一个大的簇，直到全部合并为一个簇，整个过程就是建立一个树结构（图 3-10）。

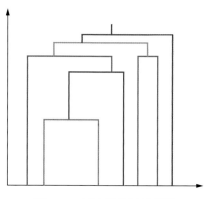

图 3-10　层次聚类树示意图

那么，如何判断两个簇之间的距离呢？一开始每个数据点独自作为一个类，它们的距离就是这两个点之间的距离，而对于包含不止一个数据点的簇，可以选择多种方法。最常用的是平均联接方法，即计算两个簇各自数据点的两两距离的平均值。类似的，还有单联接或全联接方法，选择两个簇中距离最短或最长的一对数据点的距离作为类的距离。

层次聚类较大的优点是可以一次性得到整个聚类的过程，只要得到图 3-10 所示的聚类树，想要分多少个簇都可以直接根据树结构来得到结果，改变簇数目不需要再次计算数据点的归属。层次聚类的缺点是计算量比较大，因为每次都要计算多个簇内所有数据点的两两距离。此外，由于层次聚类使用的是贪心算法，得到的显然只是局域最优，不一定是全局最优，这可以通过加入随机效应解决。

六、算法评价指标

机器学习算法和模型的性能需要一定的评价指标来衡量，例如对于分类任务，通常是度量模型的准确率，即指该模型输出正确结果的样本比率。对于回归问题，通常是度量模型的回归误差，即为预测函数输出值与样本标签之间的均方误差。监督学习包括训练和测试阶段，分别使用训练集和测试集两组数据集。通常会更加关注机器学习算法在测试阶段对新数据样本的预测性能，因为这将决定其在实际应用中的性能。因此，需要用测试集数据来评估模型的性能。下面简单介绍机器学习模型的一些常用评价指标，以便理解本书。

1. 混淆矩阵

混淆矩阵是按一组规则记录试探性实例的正确分类和不正确分类个数的一种矩阵，基于混淆矩阵的评价方法常用于评价分类模型的准确程度。表 3-1 展示了一个二分类的混淆矩阵。

表 3-1　二分类混淆矩阵定义

分类		参考标准分类（真实值）	
		阳性	阴性
机器学习分类	阳性	TP	FP
	阴性	FN	TN

其中 TP（true positive）为实际是阳性、预测呈阳性的样本数，又叫作"真阳"性样本；FP（false positive）为实际是阴性、预测呈阳性的样本数，又叫作"假阳"性样本；FN（false negative）为实际是阳性、预测呈阴性的样本数，又叫作"假阴"性样本；TN（true negative）为实际是阴性、预测呈阴性的样本数，又叫作"真阴"性样本。对一个分类模型，得到混淆矩阵后，显然，TP、TN 数量越多，而 FN、FP 数量越少，则模型准确性越好。

2. 基于混淆矩阵的评价指标

基于混淆矩阵可以得到很多组合指标，表 3-2 列举了几个常用的评价指标：

表 3-2　评价指标定义

评价指标	公式	意义
准确率	$\dfrac{TP+TN}{TP+TN+FP+FN}$	算法判断正确的样本占全体样本的比例
精确率	$\dfrac{TP}{TP+FP}$	真阳性样本占被算法判为阳性样本的比例
灵敏度或召回率	$\dfrac{TP}{TP+FN}$	真阳性样本占全体阳性样本的比例
特异度	$\dfrac{TN}{TN+FP}$	真阴性样本占全体阴性样本的比例

3. ROC 和曲线下面积

ROC 也称为受试者响应曲线，是通过在一组预设的阈值下计算机器学习算法在测试集上的灵敏度和特异度，从而产生一组（1- 特异度，灵敏度）坐标值构成的操作点，将这些操作点连接即形成 ROC 曲线。横坐标为（1- 特异度），纵坐标为灵敏度，ROC 曲线下面积定义为 AUC（area under curve）（图 3-11）。

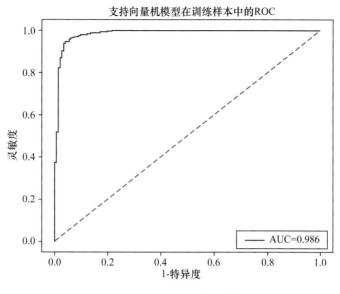

图 3-11　ROC 曲线示意图

　　举一个简单的例子来说明 ROC 和 AUC 的作用，假设现在有 10 个医学影像，其中 8 个包含病灶（阳性样本，P），2 个不包含病灶（阴性样本，N）。经过某医生解析影像信息（类比于机器学习算法），判断出 9 个图像包含病灶，1 个不包含病灶。其中被判定为包含病灶的图像中，有 1 个其实是无病灶图像（FP＝1），而剩下 8 个确实是包含病灶的图像（TP＝8）。因此可以计算出（1- 特异度）为 0.5，灵敏度为 1，而（0.5，1）就对应 ROC 曲线上的一点。

　　针对上述示例，肯定希望经验丰富的医生能把所有包含病灶的图像都感知到并预测出来，即灵敏度越高越好（正确判断出病灶图像的比例）；但又不希望医生把无病灶图像也当成病灶来预警，即希望特异度（正确判断出无病灶图像的比例）越高越好，也就是（1- 特异度）越低越好。由此可知，理论上 ROC 曲线越靠近左上角则模型性能越好。当绘制完成 ROC 曲线后，会对模型进行定量分析，即需要用 AUC，计算 AUC 值只需要沿着 ROC 横轴做积分即可。如图 3-11 所示，真实场景中 ROC 曲线一般都会在坐标对角直线的上方，所以 AUC 的取值一般在 0.5 ～ 1 之间，AUC 的值越大，说明该模型的性能越好。

第三节　机器学习建模实例

　　本节将使用 R 语言对医学数据进行逻辑回归分析建模练习。

一、实例前准备

　　（1）首先下载 R 和 Rstudio 软件。本实例中，安装 R4.1.1（Win64）版本，以及 Rstudio（2021.09.2 Build 382）版本。

（2）完成上述步骤后，加载软件包，以方便数据操作和可视化：tidyverse 包是一个集合了 ggplot2、dplyr、stringr、tidyr 等包的强大 R 包，可以直接调用包函数进行数据分析和可视化绘图；caret 包对创建预测模型的过程进行流程化，简化建模的工作流程操作。

在 Rstudio 工作台（console）窗口，输入下述命令下载包：

```
>install.packages("tidyverse")
```

R 将自动从 https://cran.r-project.org/ 上，下载"tidyverse"包并自动安装。然后在 console 窗口输入下述命令安装包：

```
>library(tidyverse)
```

按照上述过程，继续完成"caret"包的下载和安装。通过下述命令可以查询 R 包的安装路径。

```
>.libPaths()
```

二、准备数据

选择一组糖尿病的数据，数据保存在"diabetes.csv"文件中。数据集包含 768 例糖尿病相关的数据，包括 8 个特征：怀孕情况、血糖、血压、皮肤厚度、胰岛素水平、体重指数（BMI）、糖尿病谱系功能（diabetes pedigree function）、年龄；以及 1 个数据标签：糖尿病诊断结果（outcome），"1"表示有糖尿病，"0"表示无糖尿。数据分析可以实现以下研究问题：根据多个临床变量预测糖尿病阳性的概率。在进行逻辑回归分析前，执行以下数据清理步骤，以提高模型的准确性：

（1）删除异常值。

（2）确保预测变量呈正态分布，如果不满足，则可以使用对数、平方根等方式进行数据转换，但是这一步不是必需的，这跟线性回归的假设检验相同，最终目的是保证方差齐性。

（3）删除高度相关的预测变量，以最大程度地减少过度拟合。防止多重共线性的发生。高度相关的预测变量的存在可能会导致模型不稳定。

完成数据清理后的数据集保存在"diabetes.csv"文件中，并将该文件保存在 Rstudio 当前的工作路径下，通过下述命令可以查询当前的工作路径。

```
>getsw()
```

三、数据载入

（1）从当前工作路径下导入 CSV 数据文件：

```
my_data< -read.csv('diabetes.csv')
```

（2）检查数据：

```
dim(my_data)
```

（3）清理数据，去除缺失值：可以看到，该数据中血糖、血压、皮肤厚度、胰岛素水平、体重指数都存在 0 值，但是实际情况中，这些值都不可能为 0 值，说明这些值都是缺失值，需要将有缺失值的数据删除。实际情况中，回归分析要求保证数据完整性，不能有缺失值，否则，程序可能会报错。

清理数据，去除缺失值。

```
new_data< -my_data [ my_data$Glucose>0 & my_data$Insulin >0 & my_data$BMI >0 &
my_data$BloodPressure >0 & my_data$SkinThickness >0, ]
dim(new_data)
[ 1 ] 392  9
```

（4）训练预测模型：将数据随机分为训练集（80% 用于构建预测模型）和测试集（20% 用于评估模型）。设置可重复性的随机种子 "set.seed()"，确保该 "随机" 之后可重复。

```
set.seed（123）
training.samples < -new_data$Outcome %>%
createDataPartition(p = 0.8，list = FALSE)
train.data < -new_data [ training.samples, ]
test.data < -new_data [ -training.samples, ]
```

四、逻辑回归函数

调用 R 包的 "glm()" 函数，这是广义线性模型的 R 函数，可用于进行逻辑回归计算。注意，必须要指定选项 "family = binomial"，它告诉 R 将要进行逻辑回归计算，否则，将进行的是线性回归。

```
# 拟合模型
model < -glm(Outcome ~.，data = train.data，family = binomial)
# 查看结果
summary(model)
Call：
glm(formula = Outcome ~.，family = binomial，data = train.data)

Deviance Residuals：
    Min         1Q          Median       3Q          Max
  −2.7107     −0.6749     −0.3785      0.6385      2.5480

Coefficients：
```

	Estimate	Std. Error	z value	Pr(>|z|)
（Intercept）	−9.8698967	1.3253634	−7.447	9.55e-14 ***
Pregnancies	0.0787163	0.0604556	1.302	0.1929

Glucose	0.0377628	0.0063444	5.952	2.65e-09 ***
BloodPressure	−0.0039203	0.0128683	−0.305	0.7606
SkinThickness	0.0083579	0.0189184	0.442	0.6586
Insulin	−0.0006349	0.0014448	−0.439	0.6603
BMI	0.0721097	0.0298554	2.415	0.0157 *
DiabetesPedigree	1.0185073	0.4694417	2.170	0.0300 *
Age	0.0376236	0.0200916	1.873	0.0611

Signif. codes：0 '***' 0.001 '**' 0.01 '*' 0.05 '.' 0.1 ' ' 1

（Dispersion parameter for binomial family taken to be 1）

Null deviance：398.80 on 313 degrees of freedom
Residual deviance：277.28 on 305 degrees of freedom
AIC：295.28

Number of Fisher Scoring iterations：5

```
# 建立预测
probabilities < -model % > %
predict（test.data，type = "response"）
predicted.classes < -ifelse（probabilities > 0.5，1，0）
# 查看模型的拟合准确性（预测结果与实际结果相等的百分比）
mean（predicted.classes == test.data$Outcome）
［1］0.8076923
```

五、结果解读

从以上逻辑回归分析结果可以看到，"$Pr(>|z|)$"表示变量的显著性值（参见第二章第二节显著性值 P 值介绍），血糖、体重指数和糖尿病谱系功能这 3 个特征的"Pr"显著性值都小于 0.05，满足显著性检验，因此对结果产生独立预测功能。最后，通过逻辑回归算法学得的"糖尿病诊断"模型整体准确性达到了 80.769%。

第四节　深度学习与经典神经网络

本节介绍了深度学习的发展历程，并从最简单的感知机引入，逐步深入到多层感知机（multilayer perceptron，MLP）与复杂的卷积神经网络（CNN），其中以 CNN 为基础构建的深度神经网络（DNN）在医学图像分类、检测、分割和重建等多种视觉任务中都具有重要作用。由于深度学习与机器学习同源，本章第二节中介绍的评价指标在深度学习算法评价中同样适用，故不再赘述。

一、深度学习概述

深度学习是机器学习领域中一个新的研究方向，它被引入机器学习使其更接近于最初的目标——人工智能。许多传统机器学习算法学习能力是有限的，它们随着数据量的增加并不能持续增加学到的知识总量，而深度学习系统可以通过"学习"更多数据来提升自己的性能。机器学习通过深度学习获得更多的经验后，能够完成一些特定的功能和任务，比如自动检测医学影像中的病灶，自动完成影像质量控制，自动整合患者的实验室检查、影像信息和临床信息进行疾病诊断和疗效评估。

深度学习是学习样本数据的内在规律和表示层次，这些学习过程中获得的信息对诸如文字、图像和声音等数据的解释有很大的帮助。它的最终目标是让机器能够像人一样具有分析学习能力，能够识别文字、图像和声音等数据。目前深度学习在语音和图像等识别方面取得的效果，远远超过先前的相关技术。深度学习看似是一个全新的领域，其实它的历史可以追溯到 20 世纪 40 年代，只不过因为前几年它是相对冷门的，且被赋予了许多不同的名称（其中大部分已经不再使用），最近流行起来后才成为众所周知的"深度学习"。

深度学习的最早雏形是受神经科学的启发而建立的简单线性模型。这些模型被设计为使用一组 n 个输入（x_1，……，x_n），并将它们与一个输出的 y 相关联，从中学习一组权重（w_1，……，w_n），并计算它们的输出 $f(x, w) = x_1w_1 + \cdots + x_nw_n$。这一波神经网络研究浪潮被称为控制论。现代"深度学习"已经超越了既往的神经科学观点，它诉诸于学习多层次组合这一更普遍的原理，这一原理也可以应用于那些并非受神经科学启发的机器学习框架。

在 20 世纪 40 年代，由美国心理学家沃伦·麦卡洛克和数学家沃尔特·皮茨提出的麦卡洛克-皮茨神经元模型（简称 M-P 模型），是模拟神经元脑功能的早期模型；而后 50 年代由心理学家弗兰克·罗森布拉特提出的感知机被称为第一个能根据每个类别的输入样本来学习权重的模型。同一时期提出的自适应线性单元只需要稍加改进就可以称为当今深度学习的主要训练算法——随机梯度下降算法，但这波浪潮因为线性模型自身的局限性（如无法解决"异或"等非线性问题）导致了神经网络热潮第一次大衰减。

在 20 世纪 80 年代，神经网络研究的第二次浪潮在很大程度上是伴随着并行分布处理浪潮而出现的。它的中心思想就是当网络将大量简单的计算单元连接在一起时可以实现智能行为。这种思想同样适用于生物神经系统中的神经元，因为它和计算模型中隐藏单元起着类似的作用，而这些在当今深度学习也依旧非常重要，在这波浪潮中，反向传播（BP）在训练具有内部表示的 DNN 中成功使用，使得 BP 得以普及。在 90 年代，研究人员在使用神经网络进行序列建模方面取得了重要进展，引入长短期记忆（LSTM）网络对长序列进行建模。第二波浪潮一直持续到 90 年代中期，基于神经网络和其他人工智能技术的创业公司开始寻求投资，期待能够获得商业价值。然而当人工智能研究不能实现这些超出预期的期望时，会令投资者感到失望。同时，机器学习也在其他领域取得了进步，比如在图模型领域的很多重要任务中取得了很好的效果。投资者过高的期望以及机器学习在其他领域的进步导致了神经网络热潮的第二次衰退，并一直持续到 2007 年。此外，由于计算代价太高，而当时的硬件难以进行足够的支撑，使得人们普遍认为深度网络是难以训练的。因此，20 世纪 80 年代提出的算法虽然效果较好，但直到 2006 年前后都没有得以推广应用。

正是科学家们的不懈努力和坚持，让神经网络的研究迎来了第三次浪潮。第三次浪潮的起点始于 2006 年，深度学习专家杰弗里·辛顿表明名为深度信念网络（deep belief network, DBN）的神经网络可以使用一种称为贪婪逐层预训练的策略来有效训练，并且随着计算力的提高，特别是图形处理器的出现，这波浪潮来得格外猛烈。这波浪潮中 AlphaGo 击败李世石、AlexNet 在 ImageNet 领先第二名 10 个百分点都是里程碑事件。迄今，这波浪潮还在继续，并且开始着眼于新的无监督学习技术和深度模型在小数据集的泛化能力，但目前更多的兴趣点仍是比较传统的监督学习算法和深度模型充分利用大型标注数据集的能力。随着与日俱增的数据量、模型规模以及精度、复杂度对现实世界的不断冲击，以及更强大的计算机、更大的数据集和能够训练更深网络的技术的出现，深度学习的普及性和实用性都有了极大的发展。未来充满了进一步提高深度学习并将它带到新领域的挑战和机遇。

深度学习在医学影像领域研究的目的是创造技术和工具来早期发现疾病，并提高患者的治愈率。基于深度学习的决策支持系统，为专业人员提供可操作的建议。机器学习在医学影像研究中已经渗透到医学影像链的每一个环节，从图像采集、图像处理、图像分析到图像理解，具体表现如下。

采用新的医学影像重建和增强方法提高图像质量，即通过深度学习的方法，在使用更小剂量的对比剂、更低的辐射剂量、更短的扫描和重建时间情况下通过图像重建生成高质量的图像，例如将低剂量 CT、PET 扫描图像重建以获得全剂量的高质量图像，用于对低剂量图像滤除噪声、大幅度提高图像质量和缩短重建时间，同时降低高剂量对比剂对患者带来的负面影响。

开发新的机器学习算法进行深层次图像分析。由于大多数的深度学习算法都是针对自然图像的照片和视频进行的，因此，需要针对临床影像数据的复杂性开发新的机器学习算法，这些算法通常是高分辨率、3D、4D、多模态和多通道的。

聚合临床影像数据，由于临床数据涉及患者的隐私，因此需要使用新方法来促进临床影像数据的聚合，以便训练深度学习算法。

目前，影响深度学习在医学影像应用的一个重要因素是缺少用于训练标准的、可获得的影像数据集。深度学习算法的开发需要高质量、有标记和可公开的数据。虽然全世界的医疗保健组织控制着可用于训练的大量数据，但由于影像数据没有经过适当的标注，且与基本诊断关联较少，导致大多数影像数据无法用于研究。为了解决这些问题，需要使用可查找、可访问、可互操作和可重用的科学数据管理和管理原则，以便用更有效的方法来收集数据，以识别和进行影像数据管理。

二、感知机

感知机是 20 世纪 50 年代提出的一种最简单的网络结构（图 3-12），它只包含一个神

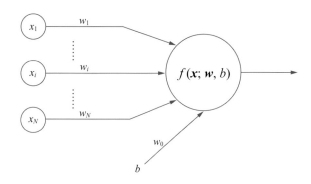

图 3-12 感知机网络结构

经元，是向量到标量的一个函数。感知机的工作流程为接收一组向量，对其加权求和后，采用阈值函数作为激活函数。在训练数据集上，通过不断地迭代训练，直到收敛或达到最大迭代次数，停止训练。然后可以接收未知数据，并产生 0 或 1 的结果输出，达到二分类的目标。

如图 3-12 所示，感知机的输入为 x_i（$0 < i \leq N$），每一个输入分量和对应的权值相乘后求和，然后经过阈值函数，产生 0 或 1 的输出。感知机的计算公式如下：

$$f(\boldsymbol{x};\ \boldsymbol{w},\ b) = \begin{cases} 0 & \sum_{i=1}^{N} w_i x_i + b < \theta \\ 1, & \sum_{i=1}^{N} w_i x_i + b \geq \theta \end{cases} \qquad （公式 3-14）$$

其中，θ 为阈值（一般 $\theta = 0$），b 为偏置值。

感知机的训练方式：首先随机初始化一组权值，然后将训练集每一个训练样本作为输入，如果错误分类，则需要更新权值，一直迭代下去直到感知机对所有训练样本正确分类。

感知机训练策略公式如下所示：

$$w_i = w_i + \Delta w_i \qquad （公式 3-15）$$

其中：

$$\Delta w_i = \eta (y^* - y) x_i \qquad （公式 3-16）$$

其中，y^* 为样本的真实标签，y 为感知机的输出，η 为学习率，用来控制每一次更新权重时的步长，通常是一个小于 1 的正数。

感知机虽然能够在有限次迭代过程中找到最小误差对应的权值向量，但是只能应用于线性可分的数据集。1969 年，Minsky 和 Papert 指出单层感知机只能运用于线性问题的求解，连异或（XOR）问题都难以解决（图 3-13）。因此，为了解决线性不可分的问题，学者们将感知机以层级的形式组合在一起并结合非线性激活函数，形成了更加复杂、功能更加强大的网络，即多层感知机。

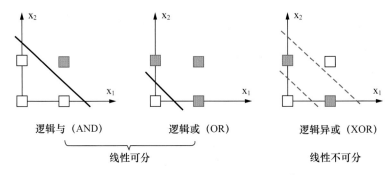

图 3-13   异或（XOR）线性不可分示意图

三、多层感知机

多层感知机（MLP）是由单层感知机层级堆叠的形式构成，MLP 中包含第一层的输入层，最后一层的输出层，以及中间多层。除了输入、输出层之外，中间层与网络外界并不直接相连，称为隐含层（图 3-14）。

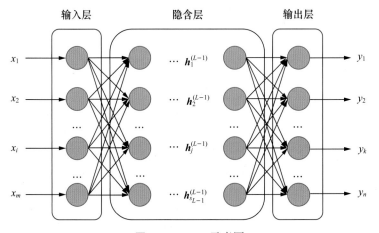

图 3-14   MLP 示意图

在 MLP 之中，相邻层的神经元是全连接的，但同一层的神经元没有连接关系，每个神经元都有非线性激活函数。第 $l-1$ 层的输出作为第 l 层的输入，通过第 $l-1$ 层和第 l 层的连接权重，线性变换后再经由非线性激活函数，作为第 l 层的输出，以此类推，直到信号传递到输出层。第 l 层计算过程如下式所示：

$$a_j^{(l)} = \sigma \left(\sum_{i=1}^{h^{(l-1)}} w_{j,i}^{(l)} a_i^{(l-1)} + b_j^{(l)} \right) \tag{公式 3-17}$$

其中，$a_j^{(l)}$ 和 $b_j^{(l)}$ 分别表示第 l 层第 j 个神经元的输出值和偏置值，$h^{(l-1)}$ 表示第 $l-1$ 层神经元的个数，$w_{j,i}^{(l)}$ 表示第 $l-1$ 层的第 i 个神经元和第 l 层第 j 个神经元的连接权值，$\sigma(\ )$ 表示非线性激活函数。

那么 MLP 是如何解决逻辑 XOR 问题呢？实际上，通过 3 个（单层）感知机的堆叠，就可以解决二元 XOR 问题（图 3-15）。

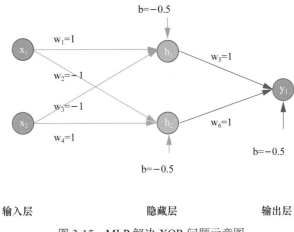

图 3-15　MLP 解决 XOR 问题示意图

其中：$\theta = 0$，

$$h_1 = \begin{cases} 0, & (w_1x_1 + w_3x_2 + b) < \theta \\ 1, & (w_1x_1 + w_3x_2 + b) \geqslant \theta \end{cases}$$

$$h_2 = \begin{cases} 0, & (w_2x_1 + w_4x_2 + b) < \theta \\ 1, & (w_2x_1 + w_4x_2 + b) \geqslant \theta \end{cases} \qquad \text{（公式 3-18）}$$

$$y = \begin{cases} 0, & (w_5h_1 + w_6h_2 + b) < \theta \\ 1, & (w_5h_1 + w_6h_2 + b) \geqslant \theta \end{cases}$$

当存在多层隐藏层时，这种网络模型被称为"深度模型"或"深度网络"，这也是"深度学习"名称的来源。当深度网络结构确定之后（图 3-14），该如何确定或优化网络权值，或者说，如何训练神经网络呢？1986 年由杰弗里·辛顿和罗纳德·威廉姆斯等提出 BP 算法，系统地解决了多层网络中隐藏层单元权值的学习问题，大幅度降低了训练神经网络所需的时间，也成为 DNN 的奠基算法之一。BP 算法的基本思想是由信号正向传播和误差反向传播：信号正向传播时，输入值从输入层传入，经各隐藏层处理后到达输出层，如果输出层的实际输出值与期望的输出值（带标签的数据）不符，则转入误差反向传播阶段；误差反向传播，是将误差反向通过各隐藏层逐层向输入层反传，在此过程中，通过梯度下降方法不断修正或优化各节点权值，目标是使"网络的误差"（或称为目标函数、损失函数、代价函数或误差函数）最小。

单层感知机采用的是阈值激活函数，只能产生 0 或 1 的输出，这种激活函数在误差反向传播过程中是不可导的。为了能够使用基于梯度的训练方法，激活函数必须采用可导的函数，常见的激活函数包括线性整流函数（rectified linear unit，ReLU）、对数 S 形函数（Sigmoid）、双曲正切 S 形函数（Tanh）等（图 3-16）。由于 ReLU 激活函数的梯度在大多数情况下都是常数 1，有助于解决深度网络的梯度消失的问题。此外，ReLU 激活函数只有简单的比较运算，因而被广泛地应用于 DNN 中。然而 ReLU 曲线图的左半部分梯度为 0，研究人员在 ReLU 的基础上进行改进，目前比较常用的有：带泄漏 ReLU 函数、参数化 ReLU 函数，以及指数线性单元函数等。

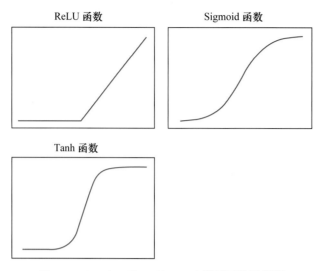

图 3-16　ReLU、Sigmoid、Tanh 激活函数示意图

　　MLP 也被称为前馈神经网络（feedforward neural network，FNN），"前馈"的含义是因为信息流过的函数，流经中间计算过程，最终到达输出，在模型的输出和模型本身之间没有反馈连接。FNN 对于机器学习的从业者是极其重要的，它们是许多重要商业应用的基础，例如对于图像中的物体进行识别的 CNN 就是一种典型的前馈网络。当 FNN 被扩展成包含反馈连接时，就成为循环神经网络（RNN）。目前 RNN 已经在自然语言的多种应用中发挥着重要的作用。

四、卷积神经网络

　　卷积神经网络（CNN）也是受到神经科学对哺乳动物视觉系统研究的启发，从而引入的一种处理图像的强大模型架构。1958 年，医学家大卫·休伯尔（David Hubel）和托斯坦·维厄瑟尔（Torsten Wiesel）通过研究猫的大脑皮质神经元和瞳孔区域的对应关系，推测人的视觉系统的处理是分级的，并提出了感受野或感受区域的概念。1984 年日本学者福岛（Fukushima）基于感受野提出了人工神经回路模型"神经认知机"，它将视觉模式分成许多子模式（特征），然后进入分层递阶式相连的特征平面进行处理，这是 CNN 的第一个实现网络。1989 年深度学习专家延恩·乐存（Yann LeCun）基于 BP 算法发展和完善了 CNN，并在识别手写邮政编码中获得成功。迄今，CNN 已经成为用于图像识别和语音分析的经典网络，在深度学习中发挥着重要作用，并且成为最早实现人工智能商业化的领域之一。可以说，CNN 是医学与人工智能相结合的最为成功的案例。

　　这里主要介绍 CNN 的基本组成部分，以及几种经典的 CNN。

1. 卷积层

　　CNN 中卷积层的目的是提取图像特征，卷积层输出的多通道二维图像叫作特征图。

CNN通过层级堆叠的结构，特征图在不同层级卷积运算，可以得到从具象到抽象再到更高级的特征表示，同时在一定程度上保留了像素间的空间关系。对单层卷积来说，卷积核的尺寸代表特征图的感受野。在图像领域，我们知道局部的空间联系更为紧密，两个距离较远的像素点之间的联系较弱。因此，卷积层采用局部连接的策略减少权重。为了获取图像的全局信息，可通过层级堆叠的卷积层增大特征图相对于输入图像的感受野。由于权值共享机制的存在，每个卷积核与输入特征图卷积后可获取一类特征，卷积层采用多核卷积的方法来提取更加有效的特征表示（图3-17）。

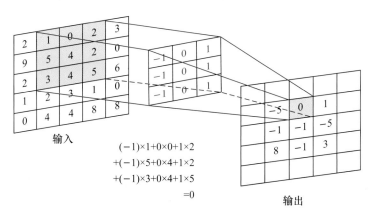

图 3-17 单核卷积运算示意图

对于多卷积核卷积公式如下，卷积步长 $stride=1$：

$$\left[a_j^{(l)}\right]_{n,m}=\sum_{i=1}^{h^{(l-1)}}\sum_{p=1}^{k^{(l)}}\sum_{q=1}^{k^{(l)}}\left[a_i^{(l-1)}\right]_{n-p+1,m-q+1}\times\left[W_{ji}^{(l)}\right]_{p,q}+b_j^{(l)} \qquad （公式 3-19）$$

其中，$\left[a_j^{(l)}\right]_{n,m}$ 表示第 l 层第 j 张特征图（n，m）位置的值，$\left[W_{ji}^{(l)}\right]_{k,k}$ 表示第 $l-1$ 层第 i 张特征图到第 l 层第 j 张特征图卷积核权重在（p，q）位置的大小，$b_j^{(l)}$ 表示第 l 层第 j 张特征图的偏置值，$h^{(l)}$ 和 $k^{(l)}$ 分别表示第 l 层特征图个数以及卷积核大小。

在卷积层中，输出特征图与输入特征图的大小关系如下：

$$output_{size}=\frac{input_{size}+2\times padding-kernel_{size}}{stride}+1 \qquad （公式 3-20）$$

其中，$input_{size}$ 是输入特征图的大小，$padding$ 是对输入特征图的边缘进行填充的长度，$kernel_{size}$ 是卷积核的大小，$stride$ 是卷积核的步长。

2. 池化层

通常若干卷积层之间会插入一个池化层，其作用是对数据块抽样或者聚合。在卷积运算中，每次卷积之后会得到大量的特征图。这些特征图存在噪声或者信息冗余，如果将所有特征图输入到后续结构中，可能会造成：计算量过大，网络不易训练；由于特征图噪声的存在，网络可能学习到噪声的信息，网络过拟合。因此，通常在网络的某些卷积层之后加上池化层。常用的池化类型有最大池化、平均池化以及随机池化（图3-18）。不管采用什么样的池化函数，当输入做出少量变化时，池化层能够帮助输入的表示（池化层的输出）不变，使得网络具有一定鲁棒性。

在实际卷积网络中，最大池化层比其他两种池化层的应用更加广泛，当输入特征图受到平移、旋转或缩放等扰动时，最大池化层在一定程度上能够减小这些扰动，这是因为最大池化单元对区域内的最大值敏感，而不是对其精确的位置敏感。全局平均池化层（图3-19）是一种特殊的池化层，将特征提取器最后一层特征图平均，压缩为一个神经元节点。相对全连接层来说，自适应特征图大小的全局平均池化层有这样几个好处：输入图像可以是任意大小；无需学习的权重，减小网络计算量；压缩后的神经元节点代表图像的全局信息，对分类判别有一定帮助。网络通过若干个卷积-池化结构，特征图尺度不断变小，最后通过全局平均池化层将特征图压缩为神经元节点，作为后续分类器的输入，对图像块中心点进行分类。

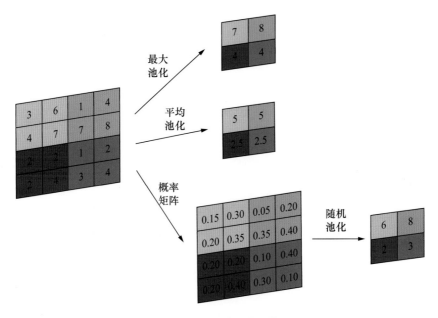

图 3-18　三种池化运算

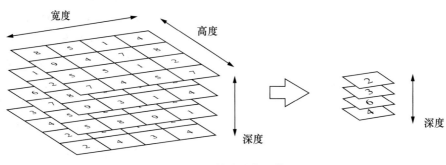

图 3-19　特殊池化运算

3. 反卷积层

基于图像分割网络的核心是反卷积层，也叫作转置卷积层，是卷积操作的逆运算。卷积层提取图像的特征形成特征图，而反卷积层则是将特征图进行重构，其目的是将特征图从特征空间映射到原始的像素空间，恢复原始图像的尺寸。图 3-20 是卷积和反卷积过程的示意图，在卷积层中，输出特征图尺度的减小是由于卷积步长 $stride > 1$，在反卷积层中，输出特征图尺度增大可以理解为卷积步长 $stride < 1$，因此，反卷积层又被叫作分数步长卷积层。

在实际的卷积层和反卷积计算过程中，卷积层的特征前向传播和反卷积层的误差反向传播计算过程一致，反之，卷积层的误差反向传播与反卷积层的特征前向传播计算过程一致。反卷积层和卷积层从信号传播方向上来看互为逆运算，同时也印证了反卷积层其本质是对特征图的重构映射。目前，反卷积运算是恢复特征图空间信息的有效手段，广泛应用在基于图像的分割算法中。

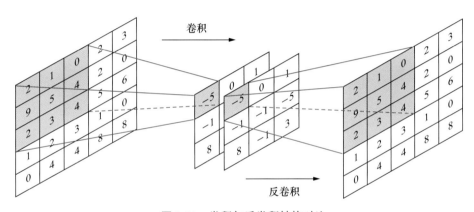

图 3-20 卷积与反卷积结构对比

4. 典型 CNN 模型

典型 CNN 模型包括 LeNet-5、AlexNet、VGGNet、ResNet、Inception、SENet 模型。

（1）LeNet-5 模型：LeNet-5 神经网络是由深度学习专家杨立昆（Yann LeCun）于 1989 年提出的，其命名也源自作者名字。LeNet-5 是一个 7 层神经网络，是第一个成功用于数字识别问题的 CNN，它在国际通用的经典的手写数字识别数据集——修订版美国国家标准与技术研究所数据集（modified National Institute of Standards and Technology database，MNIST）上达到了 99.2% 的成功率，20 世纪 90 年代在美国银行中投入使用。但是，由于当时缺乏大规模的训练数据，计算机硬件的性能也比较弱，因此 LeNet-5 网络结构在处理复杂问题时效果并不理想。虽然 LeNet-5 网络比较简单且模型性能较弱，但是确定了现在 CNN 的基本架构，许多现在常用的网络结构都在 LeNet 中被用到，例如卷积层、池化层、ReLU 层以及全连接层，LeNet 网络包含了 2 个卷积层、2 个池化层以及 3 个全连接层，输入为 32×32 的手写字符图像，输出为该图像所属数字的概率，以此便完成了简单的手写字符识别的功能（图 3-21）。

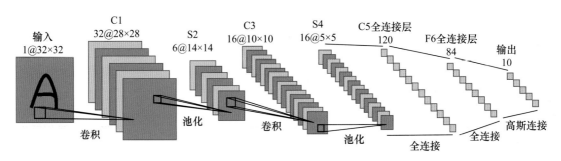

图 3-21　LeNet 模型结构图（字母 A 的卷积识别过程）

（2）AlexNet 模型：LeNet 模型被提出之后，虽然在 20 世纪 90 年代产生了不小的轰动，但是受到数据量和计算机算力的影响，且在很多公开的数据集上基于 SVM 以及基于树的算法模型效果都要比基于 CNN 的效果要好，因此，CNN 在此后的 20 年并没有大规模地落地应用。直到 2012 年的 ImageNet 竞赛中，Alex Krizhevsky 等学者设计了一种包含 5 个卷积层、3 个全连接层的网络（图 3-22），并获得 ImageNet LSVRC-2012 图像识别竞赛的冠军，而且 ImageNet top-5 错误率是 15.3%，相比当时第二名的错误率 26.2% 具有显著优势，给当时学术界和工业界带来了巨大的冲击，此网络也根据作者名字命名为 AlexNet。ImageNet LSVRC（Large Scale Visual Recognition Challenge）是目前机器视觉领域最具权威性的学术竞赛之一，代表了图像领域的最高水平，其评价标准是 top-5 错误率（即对一张图片，如果概率最大的前 5 个中含有正确答案，则认为正确，否则错误）。

AlexNet 网络结构整体上类似于 LeNet，都是通过卷积层、池化层以及全连接层堆叠而成，但是在细节方面和 LeNet 有很大的不同：AlexNet 更为复杂，AlexNet 由 65 000 个神经元组成，并在最终输出 1000 个类别的概率；在训练策略方面，AlexNet 利用了单机多卡的训练策略，提高网络的训练效率。

此后，学术界和工业界掀起了 CNN 的研究热潮，越来越深、越来越复杂的网络结构被设计出来，并在计算机视觉任务的多个领域得以应用，例如图像分类、检测、语义分割以及实例分割等，逐渐战胜了基于 SVM、基于树和传统计算机视觉的算法。随着深度学习越来越多地落地到工业界，深度学习所需的配套算力以及大规模训练数据逐渐被完善，成为深度学习研究和落地的底座，保障算法的落地和性能。

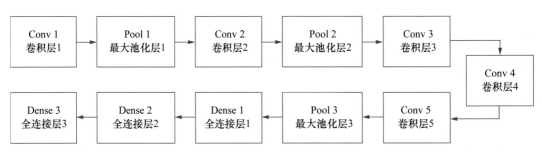

图 3-22　AlexNet 网络结构图

（3）VGGNet 模型：2014 年，Google DeepMind 和牛津大学视觉几何组（Visual Geometry Group）提出了一种深度卷积神经网络（deep convolutional neural network，D-CNN），命名为 VGGNet（Visual Geometry Group Network），探索了 CNN 的深度和性能的关系。研究者们发现使用若干 3×3 卷积堆叠在感受野上等效于一个有较大卷积核的卷积层，但是网络参数和网络计算量都有明显减少；例如，2 个 3×3 卷积层等效于 1 个 5×5 的卷积层，但是计算量和网络权重可以大大缩小。此后，研究人员将较大卷积核的卷积层，变成若干 3×3 卷积层级联的形式，网络因此逐渐变深，特征表达能力增强，通过反复地堆叠小型卷积核，成功地构建了 16 ～ 19 层 D-CNN。VGGNet 获得了 ImageNet LSVRC-2014 年比赛的亚军和定位项目的冠军，在 ImageNet top-5 的错误率仅为 7.5%。到目前为止，VGGNet 依然被用来提取图像的特征。

（4）ResNet 模型：残差网络（residual network，ResNet）的基本组成为残差单元（图 3-23），不同于普通单元，残差单元中权重层（卷积层）的输入和输出会通过跳跃连接融合。在反向传播中，梯度也可以直接通过跳跃连接到达前层。由于 ResNet 具有能够避免梯度消失或者梯度爆炸的特性，带有残差单元的网络往往层数比较深，拥有较好的特征表达能力，目前基于 ResNet 架构的常用网络结构有：ResNet-18、ResNet-34、ResNet-50、ResNet-101 以及 ResNet-152，其后的数字表示卷积层的个数。

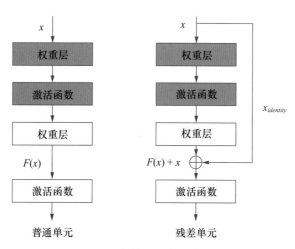

图 3-23　正常单元和残差单元示意图

除此之外，ResNet 还使用了由谷歌团队提出的批量归一化（batch normalization，BN）结构。卷积网络各个层输出，由于经过了层内卷积运算，其分布显然与各层的输入信号分布不同，而且差异会随着网络的深度增大而增大，可是不同层的特征图对应的样本标签是相同的。基于这样的考虑，BN 结构将卷积层的输入归一化到均值为 0、方差为 1 的数据分布。这样做有三个目的：符合机器学习经典假设"源空间和目标空间的数据分布一致"；防止反向传播过程中"梯度弥散"的问题；减少网络对初始化权重方式、学习率等的依赖性，加快网络收敛速度。因此，BN 结构也是现代 CNN 中不可缺少的结构之一。

（5）Inception 模型：因为 CNN 具有强大的特征表达能力，有时也被称为表示学习。

提高特征的表达能力，有助于网络从语义上理解训练任务，快速拟合训练样本。CNN 通过逐步减少特征图尺度，增大特征图通道来提高特征表达能力。随着训练任务从最开始的图像分类到细粒度图像分类，再到图像分割、医学影像分割，研究人员开始从新的方面研究如何提高网络特征表达能力。

从 2014—2016 年，谷歌团队提出了四个版本的 Inception 网络，其第一个版本主要是研究如何利用有限的计算资源进一步提高性能。Inception 网络最典型结构是 Inception 模型（图 3-24）。Inception 模型将原来一个卷积层改进为采用不同卷积模块的并行结构，有助于在原来的一个卷积层上提取不同的特征图。简单地说，将 CNN 变"宽"了，通过这种并行的结构提高特征表达能力。显然，网络变"宽"后，必然加大了训练难度和计算量。因此，在后三个版本的结构中，谷歌团队从减小网络计算量、优化网络训练结合 VGGNet、分解式卷积、ResNet、分组卷积以及批量归一化结构的思想改进网络。

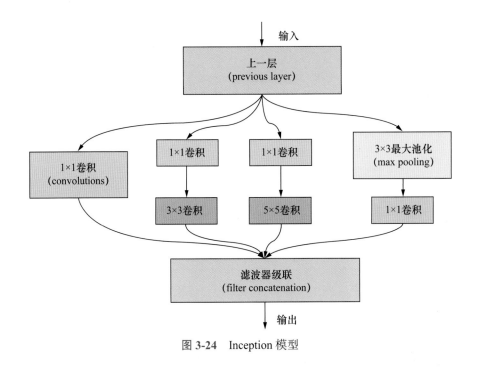

图 3-24　Inception 模型

（6）SENet 模型：2017 年由自动驾驶公司 Momenta 提出了一种全新的图像识别结构 Squeeze-and-Excitation Networks，简称 SENet，获得了 ImageNet LSVRC-2017 竞赛的冠军，其 ImageNet top-5 的错误率降低到了 2.251%，在计算机视觉领域取得了巨大的进展。在卷积网络中，对于同一层输出特征图来说，特征分布在不同通道上。对某一特定的训练任务来说，不同特征通道拥有不同重要性。基于这个思想，SENet 结构提出一种自适应地学习特征通道权重的方法（图 3-25），SENet 在卷积层开辟了另外一条"通道"，由全局池化层、2 个全连接层以及 Sigmoid 激活函数层组成，它的输出作为因子，对原卷积层输出进行放缩（加权），来定量不同通道的重要层度，以此提高其特征表达能力。SENet 本身是一个模块，可以灵活地直接应用于其他网络中，以 Inception 网络为例，加入 SENet 模块后的 Inception 模型如图 3-25 所示。

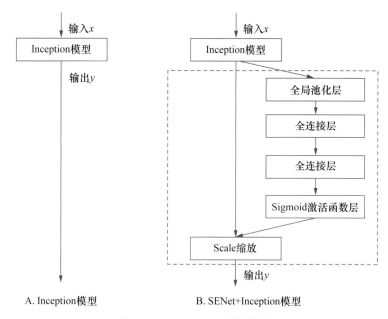

A. Inception模型　　　　　　B. SENet+Inception模型

图 3-25　SE-Inception 模型结构

参考文献

［1］古德费洛，本吉奥，库维尔 . 深度学习［M］. 赵申剑，黎彧君，符天凡，等，译 . 北京：人民邮电出版社，2017：201-252.

［2］中华人民共和国医药行业标准 . 人工智能医疗器械质量要求和评价：第 1 部分术语［S］. YY/T 1833.

［3］Wilkinson M D，Dumontier M，Aalbersberg I J，et al. The FAIR guiding principles for scientific data management and stewardship［J］. Sci Data，2016，3：160018.

［4］周志华 . 机器学习［M］. 北京：清华大学出版社，2016：53-120.

［5］汤银才 . R 语言与统计分析［M］. 北京：高等教育出版社，2018：89-127.

［6］Li Y，Chen H. Image recognition based on deep residual shrinkage Network［C］//2021 International Conference on Artificial Intelligence and Electromechanical Automation（AIEA），Guangzhou，China，2021：334-337.

［7］Szegedy C，Liu W，Jia Y，et al. Going deeper with convolutions［C］//Proceedings of the IEEE conference on computer vision and pattern recognition，2015：1-9.

［8］Hu J，Shen L，Sun G. Squeeze-and-excitation networks［C］//Proceedings of the IEEE conference on computer vision and pattern recognition，2018：7132-7141.

［9］Peng C，Myronenko A，Hatamizadeh A，et al. Hypersegnas：Bridging one-shot neural architecture search with 3d medical image segmentation using hypernet［C］//Proceedings of the IEEE/CVF Conference on Computer Vision and Pattern Recognition，2022：20741-20751.

［10］Shin H，Kim H，Kim S，et al. SDC-UDA：Volumetric unsupervised domain adaptation framework for slice-direction continuous cross-modality medical image segmentation［C］//Proceedings of the IEEE/CVF Conference on Computer Vision and Pattern Recognition，2023：7412-7421.

［11］Van Leeuwen K G，Schalekamp S，Rutten M J C M，et al. Artificial intelligence in radiology：100 commercially available products and their scientific evidence［J］. Eur Radiol，2021，31（6）：3797-3804.

［12］Potočnik J，Foley S，Thomas E. Current and potential applications of artificial intelligence in medical imaging practice：A narrative review［J］. J Med Imaging Radiat Sci，2023，54（2）：376-385.

［13］Hosny A，Parmar C，Quackenbush J，et al. Artificial intelligence in radiology［J］. Nat Rev Cancer，2018，18（8）：500-510.

［14］Kline A，Wang H，Li Y，et al. Multimodal machine learning in precision health：A scoping review［J］. NPJ Digit Med，2022，5（1）：171.

［15］Schwalbe N，Wahl B. Artificial intelligence and the future of global health［J］. Lancet，2020，395（10236）：1579-1586.

［16］Sermesant M，Delingette H，Cochet H，et al. Applications of artificial intelligence in cardiovascular imaging［J］. Nat Rev Cardiol，2021，18（8）：600-609.

［17］Jones O T，Matin R N，van der Schaar M，et al. Artificial intelligence and machine learning algorithms for early detection of skin cancer in community and primary care settings：a systematic review［J］. Lancet Digit Health，2022，4（6）：e466-e476.

［18］Pereira S P，Oldfield L，Ney A，et al. Early detection of pancreatic cancer［J］. Lancet Gastroenterol Hepatol，2020，5（7）：698-710.

（本章作者：於帆　卢洁）

第四章
医学影像特征提取方法

图像特征是指图像的标志性属性，包括颜色特征、纹理特征、形状特征和空间关系特征等。图像特征提取是进行图像分类、检测、识别等一系列图像分析工作的基础。与传统特征提取算法不同，深度学习模型可以从大量的数据中自主学习，无须进行人工设计的特征提取，表现出了优秀的性能。

第一节　医学影像特征概述

特征也被称为属性，是研究对象某个方面的表现。图像特征是指对给定图像使用简单明确的数值、符号或图形来表征，以反映该图像中最基本和最重要的信息和目标的本质。图像的特征是一幅图像区别于另一幅图像最基本的特征，是其可以作为标志性的属性。图像特征分为自然特征和人为特征。自然特征是指图像本身就具有的内在图像特征，比如图像中的大小、形状、颜色、轮廓、边缘和纹理等。人为特征是指为了便于对图像进行分析和处理，后期挖掘出来的人为认定的图像特征，比如图像的频谱图、直方图、能量图和熵图等。

一、图像特征的特点

图像特征提取是一个涉及面非常广泛的技术，需要依据客户需求和待解决的实际问题提取出对应的图像特征。理想的图像特征应该具备以下特点：图像特征向量应该具有很强的表征能力，能够正确地突出图像中物体的本质或者某些重要的属性，从而能够有效地区分出不同的物体；图像特征向量维数应该保持适中，维数的增加会导致图像识别系统的复杂度明显增加，用作训练分类器和测试结果的样本数量也会呈现指数增长；图像的特征向量应该是基于图像整体的，特征向量的分布必须是均匀的，而不是只集中在图像的某一局部区域；图像特征向量具备抗畸变能力；图像特征要能够排除图像中冗余的信息，各个特征之间应该相互独立，彼此不相关联。

二、图像特征的分类

图像特征分型、分类方法很多，根据用途和类型不同，分类的标准也不同。根据图像特征所表达的语义级别不同，图像特征可以分为底层特征和高层语义特征。底层特征主要包括颜色、纹理、形状和空间关系等全局特征，高层语义特征主要指具有局部不变性的特征。按照图像的视觉特征可以分为图像的点线面特征、纹理特征、颜色特征等；根据图像变换后的系数作为图像的特征可分为傅里叶变换、小波变换、离散余弦变换等；根据图像的统计学特征可分为灰度直方图、均值、方差、矩特征、能量特征、熵特征等。根据特征所表达的范围不同可分为局部特征和全局特征。局部特征描述图像的细节，比较适合语义层面的中层或高层图像处理；全局特征描述的是图像的整体，比较适合像素层面的底层图像处理。

三、医学影像特征和基于特征的医学影像分类

图像处理从低到高可以分为三个层次：像素层、特征层和决策层。根据不同的应用需求，依据图像特征可对图像进行分类和进一步图像处理。所以，医学图像特征是进行图像分类和提取高层语义特征的基础。

1. 医学影像特征

医学影像基本都是基于灰度（灰阶）的图像，部分是彩色图像，其特征包括形态学特征、纹理特征、颜色（灰阶）特征和统计学特征，其中医学影像的形态学特征是基础。在形态学特征基础上再进行纹理、颜色和统计学特征分析，才能全面掌握脏器或病灶的特征，比如肝脏病灶小于 3 cm 或大于 3 cm、肺结节大于或小于 1.5 cm 在临床均具有重要的意义。纹理特征提供脏器或病灶特有的特征，往往超出视觉范围，需要借助分析工具和技术提取。统计学特征对于定量分析脏器或病灶特征具有重要价值。

2. 基于特征的医学影像分类

图像分类是指识别图像的特征，并根据特征的相似性将其划分为不同类别的过程。在医学影像处理中，图像分类和特征识别是计算机辅助诊断（CAD）系统中实现疾病自动检测和病灶分析的重要手段之一。目前，图像分类主要基于模式识别方法，即通过机器学习算法基于图像特征训练分类模型，然后利用分类模型对图像进行识别和区分。根据分类模型的不同训练方法，可分为有监督分类和无监督分类。

（1）基于有监督分类方法的医学影像分类：有监督的分类方法需要预先给出样本标签，并通过带有标记的图像特征来训练分类模型，并且分类类别通常是预先指定的。主要的监督分类方法包括 KNN、朴素贝叶斯模型、逻辑回归、神经网络、SVM 等。其中，SVM 是一种基于统计学习理论的模式识别方法，其核心思想是将待分类样本映射到一个高维空间中，从而使原本线性不可分的问题变为线性可分，然后利用一个最优化超平面进行分类。SVM 可以解决图像分类中的样本量小、非线性可分性和高维灾难等问题，其分类精度和操作时间都非常优越，适合于医学影像分类任务。在此基础上，许多研究者提出了进一步的优化方法，广义 SVM 增加了粒度的概念，利用粒度空间中的信息颗粒进行学习，并将分类问题映射到空间信息颗粒聚类问题，从而扩大了 SVM 的分类数量；模糊 SVM 结合模糊数学解决了 SVM 中的样本噪声问题。

（2）基于无监督分类方法的医学影像分类：无监督分类方法是不预设样本标签，根据样本之间的相似性自动划分不同的类别。无监督分类本质上是一个聚类过程，常用的聚类算法如K-均值、模糊c-均值和PCA等都是典型的无监督算法。近年来，随着深度学习的兴起，无监督学习再次引起了人们的关注，深度学习并不是无监督学习的一种形式，它通常使用无监督学习来训练DNN，然后通过有监督学习方法对其进行微调。常用的深度学习模型包括深度信念模型、堆叠自动编码机、CNN等。深度学习方法在医学影像分类方面也有大量的相关研究工作，但在实施上仍存在困难。

第二节　医学影像特征的传统提取方法

从原始图像中提取图像特征信息的过程被称为图像特征提取，一般运用计算机技术对图像中的信息进行处理和分析，从图像中提取出关键有用、标示能力强的信息作为该图像的特征信息，并将提取到的图像特征用于处理实际问题。一般把图像空间称为原始空间，特征称为特征空间，原始空间到特征空间存在某种变换，这种变换就是特征提取。对图像采用不同的特征提取方法，得到的图像特征也会千差万别。图像的底层特征是图像本身客观统计特性的表示，其优点是对图像自身内容的客观表示，无人为的主观理解；相对的，其缺点是不能真正被人的视觉系统所理解。医学影像的图像底层特征包括图像的形态学特征、纹理特征、颜色特征和统计学特征。

一、图像的形态学特征

医学影像的形态学特征包含脏器、病灶的形态学信息。形态学特征只能应用于特定场景，需要图像中的脏器或病灶形状有一定的规律性。图像的形态学特征由于对位移、旋转、尺度等具有不变性，因此能较好地代表图像的内容。图像的形态学特征可以测量点、线和面特征。

1. 点特征

点特征是常被使用的特征，在图像特征中占有重要地位，常用的点特征主要是图像的边缘点、线的交叉点等。对点特征的提取有多种算法，其中包括兴趣算子法、基于小波变换的边缘点提取法和角点检测法等，下面对各种方法做简要介绍。

（1）兴趣算子法：兴趣算子法就是提取图像中的兴趣点，所谓的兴趣点是指图像中奇异性的像素点，而这些奇异性的点对于图像特征提取具有较好的鲁棒性，并且对图像的变化和噪声比较敏感，非常适合图像特征提取。常用的兴趣点提取的算子有Harris算子、Forstner算子和Moravec算子等。

（2）基于小波变换的边缘点提取法：该方法工作原理比较简单，主要是对图像进行小波变换，进行小波变换处理后得到图像的模值，提取那些局部模值的最大值作为边缘点。

（3）角点检测法：与前两种方法不同，角点检测需要对图像进行灰度化处理，然后对图像中的像素点计算曲率和梯度等，从而获得图像中的角点。

2. 线特征

线特征是图像中非常明显的线段特征，线是指图像中像素非常窄的线状区域，如物体的边缘等。边缘线区域是图像上灰度变化非常剧烈的区域，图像中线所在的区域像素变化主要由不同对象的邻接、物体表面光线的变化和图像的三维图等引起的像素变化效应而产生。传统的线特征提取利用的就是灰度值的剧烈变化这一特征，然后通过微分或求导操作获得边缘线。对线特征进行提取的算子有方向差分算子、梯度算子、Roberts 算子、Sobel 算子等。

（1）差分算子：对于数字图像 $f(i, j)$，其 x 方向的一阶差分公式为：

$$f(i, j) = \frac{1}{2}(f(i+1, j) - f(i-1, j)) \qquad （公式 4-1）$$

其 y 方向的一阶差分公式为：

$$f(i, j) = \frac{1}{2}(f(i, j+1) - f(i, j-1)) \qquad （公式 4-2）$$

差分算子用差分来近似代替导数，实际也是使用导数思想来检测边缘。

（2）梯度算子：梯度算子即一阶导数算子，图像在某个位置的梯度就是对函数求一阶导数，可以通过梯度寻找图像局部灰度变化最快的方向来检测边缘。梯度算子的公式为：

$$G(f(x, y)) = \begin{bmatrix} \dfrac{\partial f}{\partial x} & \dfrac{\partial f}{\partial y} \end{bmatrix}^T \qquad （公式 4-3）$$

（3）Roberts 算子：Roberts 是一种利用局部差分算子寻找边缘的处理方式，在计算的过程中首先找出图像对角方向的所有像素值，然后对图像对角方向的像素进行求差值，有了差值之后就可以找出图像像素的变化趋势，从而根据这个变化情况找出图像的边缘。这种检测方法对垂直边缘的检测效果更好，但是对图像的噪声比较敏感。Roberts 算子也是基于灰度梯度值来检测边缘的。为了简化梯度计算过程，Roberts 算子通过 2×2 卷积模板与图像中的每个像素点做卷积和运算实现。Roberts 算子在 (x, y) 两个方向上的卷积模板分别为：

$$G_x = \begin{bmatrix} 1 & 0 \\ 0 & -1 \end{bmatrix} \qquad （公式 4-4）$$

$$G_y = \begin{bmatrix} 0 & 1 \\ -1 & 0 \end{bmatrix} \qquad （公式 4-5）$$

（4）Sobel 算子：基于灰度梯度值，Sobel 算法考虑了不同距离的像素对边缘决定的作用不同。对近距离像素计算的导数赋予较高的权值，对远距离像素计算的导数赋予较低的权值。在算法实现过程中，通过 3×3 模板作为核与图像中的每个像素点做卷积和运算，

第四章 医学影像特征提取方法 65

然后选取合适的阈值以提取边缘。Sobel 算法的两个卷积核分别为：

$$G_x = \begin{bmatrix} 1 & 0 & -1 \\ 2 & 0 & -2 \\ 1 & 0 & -1 \end{bmatrix} \qquad （公式 4-6）$$

$$G_y = \begin{bmatrix} 1 & 2 & 1 \\ 0 & 0 & 0 \\ -1 & -2 & -1 \end{bmatrix} \qquad （公式 4-7）$$

3. 面特征

图像的面特征是把图像中较为明显的局部区域信息作为特征，区域特征是对比度较高的闭合区域的投影（比如小的脏器和病灶）。在实际图像区域特征提取中通常采用图像分割算法提取图像面特征，图像的分割方法将会影响到面特征的提取。

二、图像的纹理特征

纹理是指由纹理基元按照某种确定性的规律或某种统计规律组成的一种图案，可以用粗细度、对比度、方向性、规则性、凹凸性等来描述。图像的纹理信息是由图像区域内不同位置上重复出现、不同形式与不同方向的纹理基元组成的。纹理基元是指图像包含若干不变性的视觉基元。图像的纹理特征反映了图像的灰度变化规律，也反映了图像的结构信息和空间分布信息。在分析图像时，人们将灰度变化规律数字化并提取纹理特征，由于人们对纹理的感知与其在图像中几何位置无关，所以纹理特征还具有尺度不变性和旋转不变性。

纹理特征被广泛应用到基于医学影像分析的辅助诊断治疗中，其应用包括通过医学影像的纹理结构分割特定器官组织的解剖结构，利用纹理视觉特征对 CT 和 MRI 数据中病变区域的检测与相关病理的诊断分析，通过器官的病变和健康组织之间的纹理特征差异分析实现重大疾病的早期发现和干预。根据分类方式的不同，纹理可以分为不同种类，如按照来源不同可以分为人工纹理和自然纹理，按照纹理自身性质可以分为结构纹理和随机纹理。人工纹理是人为制造的，一般为具有一定规律周期的结构纹理；而自然纹理为自然界自身产生的纹理，一般为结构、周期都不明显的随机纹理。常用的纹理特征提取方法包括：基于统计学的方法、基于结构的方法、基于模型的方法和基于信号处理的方法。

1. 基于统计学的方法

统计分析法是纹理描述方法中常用的一种，也是纹理分析中研究较多、较早的一类方法。统计分析法通过统计图像的空间频率、边界频率以及空间灰度依赖关系等来分析纹理。一般来讲，纹理的细致和粗糙程度与空间频率有关，细致的纹理有较高的空间频率，而粗糙的纹理一般具有较低的空间频率；单位面积的边界数是度量纹理细致和粗糙程度的一种统计方法，边界频率越高说明纹理越精细，反之，纹理越粗糙，边界频率一般较低；从描述空间灰度依赖关系的角度出发，统计分析法也是分析和描述图像纹理的一种重要方法。常用的纹理统计分析法有自相关函数、边界频率、空间灰度依赖矩阵等。统计分析法一般计算量较大，分割精度差，抗噪能力弱，然而对于微纹理图像，统计分析法有较好的效果。

2. 基于结构的方法

结构分析法认为纹理是由许多纹理基元组成的，它们按照某种分布规则构成了纹理，即认为图像中复杂的纹理是由一些简单的纹理基元以一定规则或者方式组成的。结构分析法的重点是以对纹理基元的分析为前提，特别是对于自然界中的自然图像。自然图像具有多种多样的纹理，将这些纹理全部划分成小的纹理基元是非常困难的。但是如果能够将纹理划分成简单的纹理基元，就可以克服统计分析法中计算量较大的问题。纹理基元的分割是一件复杂的事情，只有纹理基元较大且容易分割的时候，结构分析法才比较适合，其一般过程分为三步，即图像增强、基元提取、提取纹理基元特征。

3. 基于模型的方法

模型分析法认为图像的每一个像素与其周围的像素存在一定的相互关系，其关系可能是线性的，也可能符合一定的概率关系。常用的模型有自回归模型、马尔科夫随机场模型、分形模型、吉布斯随机场模型。这些模型方法用模型系数来表示图像纹理特征，这类方法的关键是对图像的纹理结构进行分析以选择最适合的模型，接下来是估计这些模型的参数。模型分析法的缺点是计算量大，自然纹理很难用单一模型表达。

4. 基于信号处理的方法

基于信号处理的分析方法是将纹理图像看作二维信号，通过与一组特定的变换基做卷积运算将其从空间域变换到频域。在频域中再进行多分辨率分析，然后从不同的方向和尺度提取纹理特征，以此表示纹理图像区域间的相似性和相异性。基于频谱类分析的方法有基于傅里叶变换的方法、基于滤波的分析方法和小波分解的方法等。

三、图像的颜色特征

医学图像多数是以灰阶来表示，但是也有用彩色显示图像，比如 US 图像。图像的颜色特征是一种全局特征，图像中的全部像素点都用来表示颜色特征。一幅图像的颜色信息就是由一个个像素点所承载的颜色信息共同组成。直接使用颜色空间来表示图像的颜色特征，所提取的颜色特征向量一般具有很大的维度，所以一般采用颜色直方图法来降低维度，目前比较经典的算法包括颜色直方图、颜色矩、颜色信息熵、颜色聚合向量、颜色相关图、空间颜色直方图等。

1. 颜色直方图

颜色直方图是在很多图像处理系统中被广泛采用的颜色特征。颜色直方图描述的是图像中色彩的全局分布，即色彩在整幅图像中所占的比例大小。由于颜色直方图只是统计图像的色彩信息，并不关心颜色的位置和空间关系，因此颜色直方图比较适合描述难以自动分割和对空间位置关系不敏感的图像。常用的颜色直方图包括全局颜色直方图、累加颜色直方图和主色调直方图等。

2. 颜色矩

颜色矩是由 Markus Stricker 和 Markus Orengo 于 1995 年提出的一种颜色特征提取方法，其理论基础是将彩色图像中的颜色分布看成一种概率分布，而在概率论中概率分布的中心矩可以表示概率分布的特征，故可以用颜色空间每个通道的矩作为彩色图像的特征。一般情况下，三阶的颜色矩就足以表示图像的彩色信息特征，以 RGB 彩色模型为例，其三阶颜色矩公式如下：

一阶矩：

$$E_{(R, G, B)} = \frac{1}{N} \sum_{i=1}^{N} P_{(R, G, B)} \qquad （公式 4-8）$$

二阶矩：

$$\delta_{(R, G, B)} = \left(\frac{1}{N} \sum_{i=1}^{N} \left(P_{(R, G, B)} - E_{(R, G, B)} \right)^2 \right)^{\frac{1}{2}} \qquad （公式 4-9）$$

三阶矩：

$$S_{(R, G, B)} = \left(\frac{1}{N} \sum_{i=1}^{N} \left(P_{(R, G, B)} - E_{(R, G, B)} \right)^3 \right)^{\frac{1}{3}} \qquad （公式 4-10）$$

其中，$P_{(R, G, B)}$ 表示 RGB 三通道的颜色分量，N 表示像素个数。

3. 颜色熵

熵是对信源中不确定信息的一种度量，根据香农信息论，离散数字信号的信息量可以用熵表示。由于熵可以用来描述信息的均匀性，对图像而言即是像素的相似性，因此，图像处理中认为图像的边缘处存在像素熵值突变，这种像素熵值的变化可以用于图像分割和边缘提取。颜色熵的概念由 Zachary 提出，它综合了颜色直方图的特性以及信息论中信息熵的特性，它的优点是相比直方图来说可以大大降低维数，只用一维就能表达。设图像的归一化颜色直方图表示为（$h_1, h_2 \cdots \cdots h_n$），则根据信息熵理论，图像的颜色信息熵可表示为：

$$E(H) = -\sum_{C=1}^{\infty} h_c \log_2(h_c), \ \forall c \in C \qquad （公式 4-11）$$

4. 颜色聚合向量

颜色聚合向量由 Greg Pass 和 Ramin Zabih 首先提出，其核心思想是给定阈值，在每个颜色直方图中，若像素的连接区域面积大于给定阈值，则称为聚合，否则称为非聚合区域，也是将颜色直方图通过阈值分为聚合和非聚合两个区域，来表征彩色图像的特征。颜色聚合向量是一种较为复杂的颜色直方图改进方法，它通过聚合度量将图像像素分为聚合和非聚合区域，其具体的做法如下：首先模糊图像，目的是平滑图像，去掉图像奇异点；然后对平滑后的图像进行量化，量化阶数为 N；最后将每阶的颜色直方图分为聚合区域和非聚合区域。

聚合区域和非聚合区域的划分是基于连接区域。连接区域定义为：设集合 C 是一个连接区域，则对于任意的 x、y 属于集合 C，存在一条路径连接 x、y。给出阈值 S，若同一颜色阶数 n 的最大连接区域大于给定的阈值 S，则称这一区域为聚合向量，用 α_n 来表示，否则为非聚合向量，用 β_n 来表示。这样 n 阶直方图就可以表示为 $\alpha_n + \beta_n$，对于 n 阶颜色可以用数对（α_n，β_n）来表示，则彩色图像的颜色聚合向量就可以表示为：

$$((\alpha_1, \beta_1), (\alpha_2, \beta_2), \cdots, (\alpha_n, \beta_n)) \qquad （公式 4-12）$$

四、图像的统计学特征

图像的统计学特征主要是对灰度图而言的，主要包括图像的均值、方差、标准差和熵。

1. 图像均值

图像中像素的平均值称为图像的均值。一幅长宽分别为 M 和 N 的图像 $f(x, y)$，可以用下式计算图像灰度平均值：

$$\overline{f} = \frac{1}{M*N} \sum_{x=0}^{M-1} \sum_{y=0}^{N-1} f(x, y) \qquad （公式 4-13）$$

2. 图像方差

图像方差是指将图像中每个像素灰度值与其平均值作差，再取平方的平均数。图像方差反映图像中像素灰度值的分布范围，图像灰度值方差越大，其灰度值分布范围就越广，图像包含的信息量越大，能量也就越大，可以用下式计算图像方差：

$$\partial_f^2 = \frac{1}{M*N} \sum_{x=0}^{M-1} \sum_{y=0}^{N-1} \left[f(x, y) - \overline{f} \right]^2 \qquad （公式 4-14）$$

3. 图像标准差

图像标准差是各个像素灰度值偏离平均数的距离的平均数，它是图像方差的方根，一般用 σ 表示。图像标准差反映了图像像素灰度相对于灰度均值的离散程度，也反映了图像对比度的强弱。如果图片对比度小，标准差就小；如果图片对比度很大，标准差就大。结合上面的图像方差公式，图像标准差的计算公式可以表示为：

$$\sigma=\sqrt{\partial_f^2}$$

（公式 4-15）

4. 图像的熵

图像的熵反映一幅图像中平均信息量的大小。图像的熵表示的是一个图像整体量，而不是局部量。图像的一维熵表示图像中灰度分布的聚集特征所包含的信息量，令 p_i 表示图像中灰度值为 i 的像素所占的比例，则定义灰度图像的一维熵为：

$$H=-\sum_{i=0}^{L-1}p_i*\log p_i$$

（公式 4-16）

其中，L 表示该数字图像的灰度级，p_i 是每个灰度级出现的概率值。

一维熵能够很好地反映图像中灰度分布的聚集特征，但它不能表示图像灰度分布的空间特征，在图像一维熵的基础上引入图像二维熵，以显示图像灰度分布信息的空间特征。选择图像的邻域灰度均值作为灰度分布的空间特征量，与图像的像素灰度组成特征二元组，记为（i，j），其中 i 表示像素的灰度值，j 表示邻域灰度均值。用 $f(i,j)$ 表示特二元组（i，j）出现的频数，则一幅长宽分别为 M 和 N 的图像的二维熵可以表示为：

$$H=-\sum_{i=0}^{L-1}\sum_{j=0}^{L-1}p_{ij}*\log p_{ij}$$

（公式 4-17）

其中：

$$p_{ij}=\frac{1}{M*N}f(i,j)$$

（公式 4-18）

第三节　基于深度学习的医学影像特征提取方法与应用

图像的深层特征由一个或多个底层特征组合而来。受哺乳动物大脑模型影响，深度模型通常由分层结构组成，通过函数映射，每一层提取原始数据的一种或组合多种不同方面的特征，并把提取出的特征作为深度模型下一层的输入。深度学习的核心算法是结合底层特征，自动找到图像的抽象的深层特征。图像的底层特征只是固定反映图像的某一种或几种性质，只能反映图像的纹理、像素、形状等基本特征，不能涵盖图像的所有信息。与传统特征提取算法不同的是，深度学习模型通过层层传递，能够自动、系统地学习输入数据与输出数据之间的复杂映射关系，通过对函数的建模与优化来自动学习不同层次的特征表达。

一、基于深度学习的医学影像特征的提取方法

1. 卷积神经网络（CNN）

深度学习对医学影像特征的提取依赖于 CNN，其本质是一个前向的反馈神经网络，来源于生物视觉神经结构启发，是以最简化预操作为目的的多层感知机（MLP）的变形。CNN 属于局部连接网络，相对于全连接网络而言，其最大的特点是局部连接性和权值共

享性。局部连接性是指对于一幅图像的某个像素来说，一般离它越近的像素对其影响就越大。权值共享性是依据自然图像统计特性，某个区域的权值也可以用于另一个区域。深度学习通过多层处理，逐渐将初始的低层特征表示转化为高层特征表示。

2. CNN 解决问题的思路及思想

（1）CNN 解决问题的四个思路：①局部感知域。当需要训练的参数过多时，全连接网络训练难度极大，极难收敛。因此 CNN 与人类视觉类似，采用局部感知信息，低层次神经元感知局部信息，高层次神经元整合低层次神经元感知的局部信息得到全局信息，由此大大降低了训练参数的量级。②参数共享，也叫权值共享，利用对图像顺序进行卷积的方式提取图像的某种特征，将多个具有相同统计特征的参数统一，进而进一步降低训练参数的量级。③多卷积核。对图像进行的一个卷积便是一种提取方式，通常对一幅图像来说，单个卷积核提取的特征是远远不够的，因此使用多重卷积核才能提取多种不同的特征。④池化，解决使用特征图训练分类器时可能产生的特征维度过多、计算复杂、过拟合等问题。池化层可以看作一种特殊的卷积过程，卷积核池化简化了模型的复杂度，减少了模型的参数。

（2）CNN 解决问题的思想：即堆叠多个层，也就是说这一层的输出作为下一层的输入，通过这种方式，可以实现对输入信息进行分级表达。深度学习通过组合低层特征形成更加抽象的高层表示属性或特征，以发现数据的分布式特征表示。深度学习算法的特征性自提取能力使网络可以自动学习影像特征，然后依据这些特征进行目标分类、对脏器或病灶分割和影像配准等工作。基于深度学习对胸部影像提取特征进行分类的示例（图 4-1）展示出了不同卷积层的特征影像，其中第 1 层卷积层提取到的胸部 CT 解剖结构特征较为清晰，随着网络层数加深，后面卷积层提取到的特征图分辨率逐渐降低，更加抽象，输出的是更具泛化性的高维特征。深度学习提取医学影像特征具有受人为因素干扰少、特征可视化以及能够将特征和影像分类、脏器或病灶分割及影像配准等工作结合起来完成的优势，采用深度学习提取医学影像特征是医学影像处理和分析技术发展的方向。

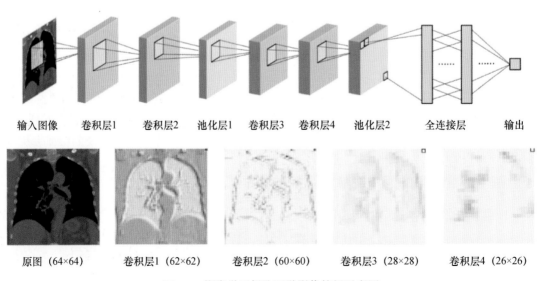

| 输入图像 | 卷积层1 | 卷积层2 | 池化层1 | 卷积层3 | 卷积层4 | 池化层2 | 全连接层 | 输出 |

| 原图（64×64） | 卷积层1（62×62） | 卷积层2（60×60） | 卷积层3（28×28） | 卷积层4（26×26） |

图 4-1　深度学习提取医学影像特征示意图

二、基于深度学习的医学影像特征提取方法的应用

1. 基于特征的医学影像分类

图像分类是一个很大的研究领域，包括各种各样的技术，随着深度学习的普及而持续发展。图像分类的核心是从给定的分类集合中给图像分配一个标签的任务。实际上，这意味着我们的任务是分析一个输入图像并返回一个将图像分类的标签。标签总是来自预定义的可能类别集。医学影像分类在临床工作中非常重要，比如对于图像质量控制、病灶良恶性判断和病变病理分级等。以深度学习自动判断 PET 图像是否符合临床要求的分类为例，采用 DenseNet 网络，输入 3 幅 PET 图像后，网络自动进行分类判断，其中 2 幅符合质量要求，而 1 幅图像未达到质量要求（图 4-2）。

2. 基于特征的医学影像分割

医学影像的图像分割是指根据一定的相似性准则将图像划分成不同区域的过程。在医学影像处理中，图像分割有着重要的意义。一方面，图像分割可以从复杂的人体组织图像中获取 ROI（如某个器官或病变组织），去除无须关注的多余部分，减少干扰信息；另一方面，根据图像分割的结果，可以直接观察到特异的组织形变，如脑肿瘤、肺结节等。也可以进一步从分割区域中提取出体积、概率密度等解剖学特征，通过定量分析对疾病进行定性和预判，为医生的临床诊断提供帮助。

（1）图像分割的传统分割方法主要有四类：①阈值法，通过对图像灰度设定阈值，将具有相似灰度的部分分割出来；②边界检测法，需要检测并描绘出图像的边缘，然后再进行分割；③区域法，通过分析一定区域内的灰度和纹理特征，将具有相似性质的相连区域视为一个整体；④基于像素聚类的方法，包括 Meanshift 和 TurboPixels 两大体系，前者将图像中具有相同模点、空间位置相近的像素通过聚类算法收敛到同一区域，后者在此基础上加入了几何流水平集方法，可以有效解决欠分割问题。

（2）基于语义信息的图像分割：是近年来较新的分割方法，其核心任务是找到能够表征图像内容语义信息的特征。FCN 算法在基于语义的图像分割问题中引入深度学习理念，

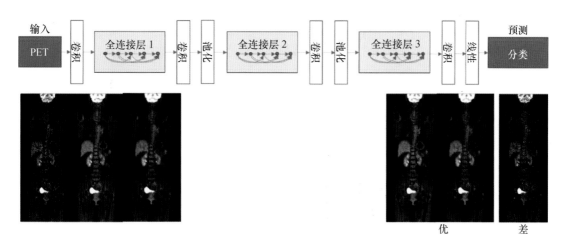

图 4-2　深度学习在 PET 图像质量控制中的应用

通过构建一个 FCN 对图像中的所有像素进行分类；Zoom-out 算法融合了四个不同尺度上提取到的图像特征，提升了 FCN 对复杂图像的分割精度；Deep Lab 算法在此基础上加入了条件随机场模型，大幅度提升了图像分割精度。在医学影像领域，基于深度学习的分割理论已应用于多项研究，例如 Carneiro 等利用 CNN 和深度置信网络代替传统机器学习方法，在 X 线图像的肿瘤分割中取得较好的结果，得到了比较清晰的病灶轮廓；林黄靖利用 D-CNN 模型对 CT 图像中的肺部肿瘤进行粗分割，然后再结合水平集模型进行精确分割，将肿瘤病灶主体部分进行了有效分割，且边缘的毛刺也清晰可见；Xu 等利用 CNN 对 MRI 图像中的脑肿瘤组织进行分割和分类，达到了 97.5% 的分类准确率和 84% 的分割准确率。

（3）U-Net 算法：是一个用于二维图像分割的 CNN 算法，最早在 2015 年的国际医学图像计算和计算机辅助干预会议（MICCAI）上被提出来，目前已成为医疗影像语义分割任务中的基本算法。3D U-Net 算法是 U-Net 算法的扩展，通过增加一个维度的信息能够对三维医学图像进行处理，在不考虑计算机算力和显存性能的情况下，3D U-Net 算法可以结合医学影像的层间信息，保证影像之间的变化连续性，效果显然会比 2D U-Net 算法好。即使是在处理层间间距较大的影像时，在预处理过程中也可以使用插值的方式，提供相对薄弱的层间信息。以采用 3D U-Net 算法对冠状动脉 CT 血管成像（coronary computed tomographic angiography，CCTA）左心室进行分割为例，可以获得清晰的左心室室壁轮廓（图 4-3）。

3. 基于特征的医学影像配准

医学影像配准是图像分割和融合的基础，也是智能诊疗过程中对患者病情进行诊断的基础，经配准后的多模态医学图像可以指导医生制订手术计划或是在手术过程中引导医生选择手术路径。图像配准是将不同的图像归一化到相同的坐标空间。在医学影像分析中，由于待分析图像往往有形状异常或模态差异，因此必须在进一步处理和分析前进行图像配准。图像配准通常包括两个步骤：一是图像匹配，通过图像特征匹配得到图像之间的对应关系；二是坐标变换，它使用刚性或非刚性变形操作将图像转换为相同的坐标空间当中匹配。图像匹配是在图像之间寻找相似的位置的过程，并利用这些相似的位置来反映两个或多个图像之间的对应关系。图像匹配方法主要有两种类型：一种是基于图像灰度信息，另一种是基于图像特征。这两种方法都有各自的优缺点。

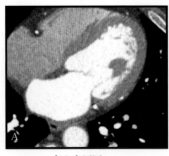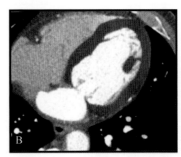

左心室原图　　　　　　　　　　　　　　分割结果

图 4-3　采用 3D U-Net 算法对 CCTA 图像左心室分割结果（红色是左心室室壁）

（1）基于灰度信息的图像匹配方法：基于灰度信息的匹配方法是图像配准中最早使用的技术，它可以通过灰度信息直接计算图像的相似度。Sahoo 等讨论了基于互信息的医学影像配准中特征匹配阶段存在的问题，提出互信息的应用有助于获得更高程度的配准，并通过互信息来测量两幅图像之间的旋转夹角。Oinam 等利用 CT 和 MRI 图像的刚性配准来重建图像的排列，应用于 MRI 图像进行近距离放射治疗计划的制订。Fernandez 等利用器官系统中心互信息（OF-MI）提出了描述肝脏病变的多模态非刚性配准框架，指出在临床场景中应用肝脏分割技术可以增加空间信息，有利于改善图像配准结果。杨金宝等扩展了传统的相似度度量互信息，提出了归一化互信息、互信息与梯度信息的结合和高阶互信息几种互信息改进形式，提高了多模态脑图像配准任务中的计算速度，同时也能有效克服互信息对噪声的敏感性。

（2）基于特征的图像匹配方法：基于特征的图像匹配方法侧重于特征的选择和提取。图像具有丰富而多样的特性，因此可以根据不同的特性生成多个配准方式，常用的图像特征包括区域、轮廓、边缘和点特征。

①区域特征：通常采用图像分割方法进行检测，配准质量往往取决于图像分割是否准确。Valsecchi 提出了基于混合水平集的医学影像分割方法（HLS-GA），并与其他六种分割方法（HLS Grid、HLS-Rand、CV、GAC、DSCV、DSGAC）进行了对比，HLS-GA 方法在所有生物医学图像数据集中都获得了最好的结果，并且在每种图像模态中都被评为最佳方法，HLS Grid 和 HLS-Rand 方法提供了良好的整体性能，但在所有数据集中的结果都比 HLS-GA 差。DSCV 在所有数据集中的排名都在平均水平左右，虽然比 DSGAC 更稳定，但表现稍差。普通的 CV 方法表现不佳，在三个数据集中排名倒数第二。最终证明该方法可以获得更为准确的结果。

②轮廓特征：一般通过轮廓匹配获取图像间的几何变换，Yang 等叙述了一种基于变形配准的肺癌 CT 图像轮廓自动提取新型策略，通过自动轮廓传播减少了描绘时间，提高了轮廓传播的准确性，同时提升了匹配的精度。

③边缘特征：是一种重要的结构特征，许多学者提出了不同的边缘检测方法。Choi 等为了给配准图像的边缘参数定义度量标准，提出了一种基于边缘信息的快速配准算法，通过捕获图像大量的小样本点，为配准提供信息，由该论文的实验证明可以得到更快、更准确的配准结果。Alazzawi 等采用模糊变换提取医学影像的显著边缘和控制点，解决特征配准问题。

④点特征：图像中的特征点也称为关键点，是一种非常有用的图像底层特征，能够准确地描述图像局部结构。特征点通常是图像的转折点、角点和交点，也可以通过密集采样的方式来计算局部特征描述符。Le 等引入了两个 3D 局部图像描述符，可以在一个体积中同时计算所有体素。他们在 DAISY 描述符基础上做出改进（在分块策略上进行了改进，利用高斯卷积来进行梯度方向直方图的分块汇聚，由此利用高斯卷积的可快速计算性就可以快速稠密地进行特征描述子的提取），提出 3D 局部图像描述符。Cai 等提出了一种高效的遥感图像配准方法即 PSIFT 图像配准算法，它在尺度不变特征转换（scale-invariant feature transform，SIFT）和 Affine-SIFT 基础上引入了透视不变量的计算方法。Skalski 等提出了前列腺 CT 图像自动分割新方法，该算法通过主动形状模型训练集数据自动生成的

对应点及非刚性配准技术，利用局部方向梯度直方图在前列腺 CT 数据中搜索特征向量，满足临床实践要求。研究者利用多项式确定性矩阵对基于 SIFT 的特征点匹配算法进行降维，提升了配准性能和运算速度。

参考文献

［1］ Kline A，Wang H，Li Y，et al. Multimodal machine learning in precision health：A scoping review［J］. NPJ Digit Med，2022，5（1）：171.

［2］ Harris C，Stephen M. A Combined corner and edge detector［C］//Proceedings of the Alvey Vision Conference，Manchester，UK，1988，9：147-151.

［3］ Zaharchuk G. Next generation research applications for hybrid PET/MR and PET/CT imaging using deep learning［J］. Eur J Nucl Med Mol Imaging，2019，46：2700-2707.

［4］ Sobel I，Feldman G. A 3×3 isotropic gradient operator for image processing［J］. Die Pharmazie，1968，7（8）：271-272.

［5］ Cui J，Gong K，Guo N，et al. PET image denoising using unsupervised deep learning［J］. Eur J Nucl Med Mol Imaging，2019，46（13）：2780-2789.

［6］ Zachary J，John M. An information theoretic approach to content based image retrieval［D］. Louisiana State University and Agricultural & Mechanical College，PhD Thesis，2000.

［7］ Pass G，Zabih R，Miller J. Comparing images using color coherence vectors［C］//Proceedings of the fourth ACM international conference on Multimedia，1997：65-73.

［8］ Sahoo P K，Pati U C. Image registration using mutual information with correlation for medical image［C］//Proceedings of the Communication Technologies，Thuckalay，India，2015：34-38.

［9］ Oinam A S，Tomar P，Patel F D，et al. CT and MR image fusion of tandem and ring applicator using rigid registration in intracavitary brachytherapy planning［J］. J Appl Clin Med Phys，2014，15（2）：4206.

［10］ Valsecchi A，Mesejo P，Marrakchi-Kacem L，et al. Automatic evolutionary medical image segmentation using deformable models［C］//Proceedings of the Evolutionary Computation，Beijing，2014：97-104.

［11］ Yang Y，Zhou S，Shang P，et al. Contour propagation using feature-based deformable registration for lung cancer［J］. Biomed Res Int，2013，2013：701514.

［12］ Choi，Trevor A J B，Christensen H I. RGB-D edge detection and edge-based registration［C］//Proceedings of the IEEE/RSJ International Conference on Intelligent Robots and Systems，Tokyo，Japan，2013：1568-1575.

［13］ Le Y H，Kurkure U，Kakadiaris I A. 3D dense local point descriptors for mouse brain gene expression images［J］. Comput Med Imaging Graph，2014，38（5）：326-336.

［14］ Skalski A，Kos A，Zielinski T，et al. Prostate segmentation in CT data using active shape model built by HoG and non-rigid Iterative Closest Point registration［C］//Proceedings of the IEEE International Conference on Imaging Systems and Techniques，Macau，2015：1-5.

［15］ Chen L C，Papandreou G，Kokkinos I，et al. DeepLab：Semantic image segmentation with deep convolutional nets，atrous convolution，and fully connected CRFs［C］//IEEE Trans Pattern Anal Mach Intel，2018，40（4）：834-848.

［16］ Zhou X. Automatic segmentation of multiple organs on 3D CT images by using deep learning approaches［J］. Adv Exp Med Biol，2020：135-147.

［17］ Xu Y，Jia Z，Ai Y，et al. Deep convolutional activation features for large scale Brain Tumor histopathology image classification and segmentation［C］//Proceedings of the IEEE International Conference on Acoustics，Speech and Signal Processing，Brisbane，Australia，2015：947-951.

［18］Streiner D L，Saboury B，Zukotynski K A. Evidence-based artificial intelligence in medical imaging［J］. PET Clin，2022，17（1）：51-55.

［19］Salih A，Boscolo Galazzo I，Gkontra P，et al. Explainable artificial intelligence and cardiac imaging：Toward more interpretable models［J］. Circ Cardiovasc Imaging，2023，16（4）：e014519.

［20］Park J，Bai B，Ryu D，et al. Artificial intelligence-enabled quantitative phase imaging methods for life sciences［J］. Nat Methods，2023，20（11）：1645-1660.

［21］Yanagawa M，Ito R，Nozaki T，et al. New trend in artificial intelligence-based assistive technology for thoracic imaging［J］. Radiol Med，2023，128（10）：1236-1249.

［22］Nazir S，Dickson D M，Akram M U. Survey of explainable artificial intelligence techniques for biomedical imaging with deep neural networks［J］. Comput Biol Med，2023，156：106668.

［23］Koetzier L R，Mastrodicasa D，Szczykutowicz T P，et al. Deep learning image reconstruction for CT：Technical principles and clinical prospects［J］. Radiology，2023，306（3）：e221257.

（本章作者：李笑然　孙洪赞）

5

第五章

人工智能医学影像的重建

医学影像重建是医学影像学的重要分支，旨在通过计算机技术提取和分析医学图像中的有用信息，为医生提供准确的诊疗依据。传统的医学影像重建方法需要依赖专业人员进行手动操作，不仅费时费力，而且易出现人为误差，人工智能技术的出现为医学影像重建带来了新的突破，是人工智能在医学领域的重要应用之一。

第一节　医学影像重建概述

一、医学影像重建

1. 医学影像重建的概念及意义

医学影像重建是指利用计算机技术对医学影像数据进行处理和分析，以生成高质量的医学图像的过程。医学影像重建可以提高医学图像的分辨率和对比度，去除图像中的噪声和伪影，提高图像的清晰度和可读性，提供更直观、全面的诊断信息，为医学教学和研究提供高质量的图像资源。

2. 医学图像增强

医学影像中常常存在图像模糊、对比度低等问题，这些问题会影响医生对诊断的分析和判断，因此，图像增强是医学影像重建中的一个重要问题。医学图像增强是指通过对医学影像数据进行处理和分析，提高图像对比度、清晰度和细节的过程。图像增强可归纳为两方面，即消除噪声和保护图像边缘结构信息，其方法主要分为频域法、空域法两大类。频域法中的"频域"一词是指对图像进行傅里叶变换后图像所在的空间，即频率空间。空域法中的"空域"一词是指图像所在的空间，这类方法是以对图像的像素直接处理为基础。图像增强的主要目的是满足医生诊断的临床应用需要，目前尚无统一标准，因此，如何提高医学图像质量仍是图像增强的一个重要研究方向。

3. 医学影像重建的分类

根据成像机制的不同，可将医学影像重建分为三种不同的检测模型：透射模型、发射模型和反射模型。根据研究图像维数的不同，影像重建可以是针对一系列沿直线投影的图来重建二维图像，也可以是由一系列二维图像重建三维图像。根据成像所采用的射线波长不同，可以分为 X 射线成像、US 成像、微波成像等。经典的重建算法包括滤波反投影（filtered back projection，FBP）、迭代重建技术（iterative reconstruction technique，IRT）以及最新的深度学习图像重建（deep learning image reconstruction，DLIR）算法。临床应用中，利用一系列的二维断层图像重建组织脏器的三维几何模型，并进行三维可视化、定性以及定量分析，这种技术称为医学影像的三维重建或三维可视化。三维可视化技术可以更好地显示数据和诊断信息，为医生提供逼真的显示手段和定量分析工具，在辅助医生诊断、手术仿真、引导治疗等方面都发挥着重要作用。此外，它还可避免医生陷入二维图像的数据"海洋"，防止过多浏览断层图像而造成的漏诊率上升，其经典重建算法包括移动立方体算法、表面跟踪算法。

4. 医学影像重建技术发展历程

医学影像重建技术的发展大致可以分为三个阶段：从 1972—2008 年的 FBP、从 2009—2018 年的 IRT，以及从 2018 年开始的 DLIR（图 5-1）。

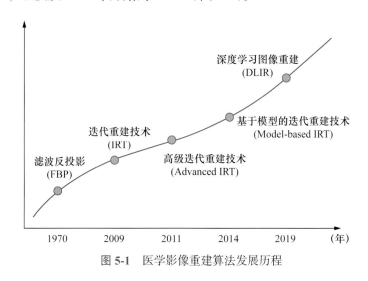

图 5-1　医学影像重建算法发展历程

二、传统的医学影像重建方法

1. FBP 图像重建算法

FBP 图像重建算法是指对投影图像先滤波，然后再进行反投影的图像重建算法。通过滤波降低了将投影图像直接反投影带来的形状伪影，可提高图像分辨率和对比度。FBP 图像重建算法因其稳定、快速、使用范围广等优点，成为早期 CT、SPECT 和 PET 图像重建的重要算法之一。在过去的五十多年中，FBP 算法逐步变成商用 CT 的标准算法，该算法非常适合并行处理，并能够实现在扫描患者时实时重建图像。从准确性的角度来看，当输入"理想"正弦图时，该算法可以重建扫描对象的"精确"断层图像。然而在应用 FBP 时，数据采集模式和参数比较苛刻，采集的投影数据首先被过滤以增强或减弱图像的某些特征，随后再被投影返回至图像空间来重构成像体素，因此在临床应用中，非肥胖患者的常规剂量图像采集由于噪声较低可经由 FBP 取得满意质量的图像；但当 CT 照射剂量不足，或者 SPECT 和 PET 放射性药物注射剂量降低或者患者肥胖时，FBP 因无法获取足够的投影数据而使得重建图像噪声大幅增高，极易产生伪影并影响图像质量。由此可见，FBP 因其算法所限并不利于低剂量扫描方案的施行，而在 CT、SPECT 和 PET 大规模应用于临床并成为主要医源性辐射来源的今天，为遵循放射防护最优化原则，在合理范围内应尽量减少辐射剂量，新型重建技术的引入就势在必行，而迭代重建技术正是基于以上背景引入到医学影像重建中的。

2. IRT 图像重建算法

IRT 算法包括代数重建算法、最大似然–期望值最大化算法和有序子集期望值最大化算法（order subsets-expectation maximization，OS-EM）等。数学上将迭代重建的算法又称为逐次近似法，即首先引入适当初始值，构造迭代格式，然后依此方法根据一定的顺序连续对所有像素的实测值逐次近似，逐个修正，直至得到满意的结果为止。一般把迭代的图像重建算法看成一个"闭环"系统。每一环，称为一次迭代，每一环由三个基本部分组成：投影运算、投影运算结果与测量数据进行比较，以及反投影运算及图像更新。相较于 CT 图像，20 世纪 90 年代末 PET 图像率先采用了 IRT，显著提高了图像质量。受 PET 图像 IRT 算法的鼓舞，SPECT 领域也开始采用 IRT 算法来改善图像质量。CT 图像由于数据比较大，对计算机内存和处理速度的要求较高，所以在 PET 和 SPECT 之后才开始采用 IRT 算法，在提高图像质量的同时还可显著降低辐射剂量。

3. DLIR 算法

基于 DNN 的深度学习在图像重建方面的发展非常迅速，采用 DLIR 重建 CT 图像技术已经应用于临床，并且获得了满意的效果。DLIR 包括直接从投影（CT、SPECT 和 PET）或 K 空间（MRI）数据重建图像，也可以先采用 FBP 重建图像后再采用深度学习模型提高图像的质量。表 5-1 比较了图像重建算法在医学影像重建中的应用，FBP、IRT 和 DLIR 三种算法各有优势，其中 IRT 适用于低剂量扫描、获得的原始数据信噪比低的图

表 5-1　图像重建算法在医学影像重建的比较

	FBP	IRT	DLIR
图像重建模式	开环	闭环	开环
图像重建算法	FBP	代数重建算法、最大似然–期望值最大化算法、OS-EM	直接从投影或 K 空间重建、基于 FBP 图像重建
应用领域	CT	CT（低剂量）、PET、SPECT 和 MRI	CT、PET、SPECT 和 MRI
优势和不足	重建速度快，适合于高信噪比投影的图像重建	重建速度慢，适合于低信噪比投影的图像重建	对低信噪比图像可显著提高图像质量，降低辐射剂量，明显提高扫描速度；该方法依赖于建立模型的数据集，大数据集建立的模型效果更好

像重建。这对于多次接受临床扫描的患者降低辐射剂量具有重要的临床价值。DLIR 在保证图像质量的前提下，能够降低辐射剂量或显著提高扫描速度，是医学影像图像重建算法的发展方向。

三、医学影像迭代重建技术

IRT 是目前使用最为普遍的医学影像重建算法，CT、SPECT、PET 和 MRI 图像由于成像模式不同，获得的原始投影数据具有明显差异，以下分别针对 CT、PET、SPECT 和 MRI 介绍 IRT 算法的原理和应用。

1. CT 图像迭代重建技术

CT 检查的辐射剂量问题广受关注，因此在设置 CT 参数时应优化辐射剂量。目前，许多工具已用于优化辐射剂量，例如自动管电流调节技术、IRT 等。自动管电流调节技术将管电流作为衰减的函数，可提供更均匀的剂量分布，从而提高图像质量、减少图像伪影。IRT 算法在相同辐射剂量水平下降低了图像噪声，因此可在保持图像质量的同时降低剂量。

CT 迭代重建是从一个假设的初始图像出发，采用迭代法将理论投影值与实测投影值进行比较，在最优化准则的指导下寻找最优解。迭代重建技术适用于信息量相对不足、噪声较高的情况，并且可以根据具体成像条件引入与空间几何或测量值大小有关的约束条件，从而得到质量较高的图像，具体计算步骤如下：第一步，后向重建，采用普通 FBP 算法获取实测投影数据以重建实物的 CT 图像；第二步，经由前向重建将 CT 图像传送至原始数据域，应用已知的 CT 系统特性的先验知识（如成像几何学、电子噪声、探测器元件效率等）模拟 CT 数据采集，从而获取投影数据模型；第三步，将所得的投影数据模型（包括实物模型和噪声模型）与实测投影数据进行比较并修正，再通过后向重建传回至图像域。如此循环一定次数，循环至误差足够小直至迭代重建完成。在理想情况下，噪声可经由最后的迭代步骤从所得的投影数据模型中被清除，进而获取无噪声无伪影的高质量图像。

目前多种商用 CT 迭代重建技术并非全部采用完整的迭代模型，因商用算法着眼于直接降低噪声及伪影从而改善图像质量，且需要充分考虑到重建速度，往往只进行完整迭代模型中的部分步骤，其中有只在图像域进行迭代运算的单域迭代技术，也有同时在原始数据域和图像域进行迭代运算的双域迭代技术；有仅进行后向重建的部分迭代技术，也有同时进行前向与后向重建的全迭代技术；还有为平衡重建速度及图像质量与 FBP 算法进行混杂的混合迭代技术。驱动重建图像质量的建模精度通常会增加 IRT 重建过程的复杂性，并且会降低性能，而基于模型的迭代重建同时考虑了系统统计、X 射线物理、系统光学和患者特征，使解决方案易于处理（即能够以数学方式处理）。

多个临床研究显示 IRT 算法可以降低辐射剂量，但其算法的非线性和非稳定性使得空间分辨率依赖于对比度和辐射剂量。此外，IRT 算法会改变图像的噪声幅度和纹理特征，给人的视觉印象不同于 FBP 图像的外观和视觉感觉，经常有报道反映 IRT 图像的噪声纹理看起来"平滑""有斑点""塑料感"或者"不自然"，妨碍了对图像的理解，限制了高权重迭代的使用，从而限制其在临床的应用。由于低剂量扫描条件很难保证图像质量，这使得算法需要进一步降低噪声，但同时也会改变图像特征：算法的非线性导致均匀组织中的局部平坦区域和残余噪声尖峰围绕锋利的边缘以保留高分辨率细节，例如骨骼和血管边界。一般 IRT 迭代次数越多，重建图像看起来越有"塑料感"，越不自然。因此，在常规临床实践中，IRT 迭代次数通常会在减少辐射剂量和满足诊断要求的图像质量之间进行权衡。尽管基于模型的 IRT 在减少辐射剂量方面相当成功，但在一些条件下（例如患者体重过大），其在图像质量方面的表现可能不太令人满意。

2. SPECT、PET 图像迭代重建技术

由于成像原理不同，SPECT 和 PET 需要探测的信息量较 CT 少很多，图像采集和重建所选择的矩阵也较 CT 小，因此早在 20 世纪 90 年代末 PET 图像重建就开始采用 IRT 算法，并首选 OS-EM 图像重建算法，可明显改善 PET 图像质量，在降低噪声的同时提高图像分辨率，将图像信噪比提高一倍以上，扫描速度也可显著提高。与 CT 图像相比，PET 图像重建过程将点扩展函数（point spread function，PSF）结合起来，可显著提高 PET 图像分辨率，克服部分容积效应对图像分辨率的影响。SPECT 和 PET 成像探测的 γ 射线在穿透组织过程中会发生衰减，为实现精准定量的目的，特别是 PET 图像，必须对 γ 射线进行衰减校正。因此，常常将图像迭代重建与 PSF 和衰减校正联合使用。

3. MRI 图像迭代重建技术

目前 MRI 图像重建方法的目标是利用欠采样的 K 空间数据（频域数据）重建出高质量的 MRI 图像，常用的有部分傅里叶重建算法、并行重建算法、压缩感知（compressed sensing，CS）重建算法以及基于深度学习的 MRI 图像重建算法。部分傅里叶重建算法是最早的基于 K 空间的信号采集方法，它利用 K 空间的共轭对称性，采集 50% 以上的数据，再利用各种算法对未采集的数据进行填补，可显著缩短扫描时间。部分傅里叶重建算法主要包括零填充和共轭对称，该算法的目的都是实现相位校正。并行成像技术主要分为两类：一类是在图像域分离混叠的伪影，主要代表算法是敏感度编码技术（SENSitivity Encoding，SENSE）（1999 年）、局部灵敏度的部分并行成像（partially parallel imaging with localized sensitivities，PILS）（2000 年）等；另一类是在 K 空间解混叠，然后再通过反傅里叶变换到图像域，这类并行成像的代表算法是空间谐波同步采集（simultaneous acquisition of spatial harmonics，SMASH）（1997 年）、AUTO-SMASH（1998 年）、VD-AUTO-SMASH（2001 年）和广义自校准并行采集（2002 年），以及迭代自一致性并行成像重建（iterative self-consistent parallel imaging reconstruction，SPIRiT）（2010 年）和 L1-SPIRiT（2012 年）方法等。

CS 是近年来成功用于 MRI 图像的重建技术，它以远低于奈奎斯特采样定律的采样频率对 K 空间进行随机欠采样，利用 MRI 图像在变换域中的稀疏性，通过非线性重建算法消除图像中的非相干伪影，恢复欠采样的 K 空间数据得到重建图像。早期的 CS 算法模型是假定 MRI 图像在分析字典和变换域的稀疏性，这种固定的稀疏模型假设不具备自适应性，因此，随后研究热点逐渐聚焦于如何从数据集中学习潜在的 MRI 图像模型，比如字

典学习 MRI 重建算法、变换学习 MRI 重建算法。这些基于学习的算法在完成 MRI 图像重建的过程中，同时学习图像块字典，或者学习变换域稀疏编码，从而具有一定的数据自适应性，相比早期非自适应性 CS 重建算法，研究结果显示其具有非常可观的性能改进。2016 年后，最新的 CS 算法研究引入了深度学习模型，例如采用交替方向乘法器算法优化基于 CS 的 MRI 模型，将从训练数据中学习到的优化参数用于 CS 重建任务，可显著提高重建速度和精度；将块坐标下降法应用在迭代图像恢复任务中，研究结果表明其实现了更准确的图像恢复。此外，一种多层深度残差变换学习模型 DeepRes-Net 采用了无监督学习方法，能够更好地建模使每层的残差最小化。Do 等提出了一种两级子网 X-Net、Y-Net 级联的深度学习 MRI 重建模型，能够有效地从下采样图像重建完整图像，其性能优于传统的并行成像、CS 和 U-Net 方法，并结合生成对抗网络（generative adversarial networks，GAN）生成更逼真的图像，而且同时可提高成像速度。大量的研究结果表明基于深度学习的 MRI 重建算法在灵活性、精度、速度、收敛性等方面均体现了众多优势。图 5-2 显示了 CS MRI 图像重建算法的重要发展历程。

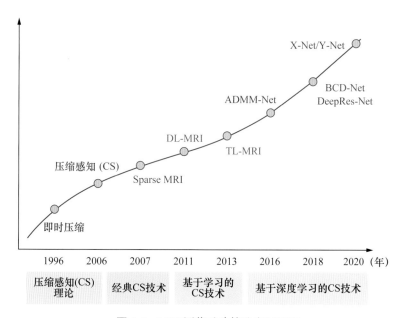

图 5-2　MRI 图像重建算法发展历程

第二节　人工智能医学影像重建的应用

医学影像重建需要对原始数据进行处理和分析，以获取更清晰的图像结果。传统的图像重建方法依赖于专业人员进行手动操作，以便优化解决方案。基于人工的优化过程通常需要将手动优化的参数数量限制在少于一百个。传统的 IRT 算法在这方面尤其受到挑战，因为参数越多，保持算法的必要收敛性就越困难。这限制了迭代重建过程中模型的复杂性，并最终限制了传统算法的整体性能。而基于深度学习的方法则无须限制模型参数个数，利用计算机可以同时训练并优化数百甚至更多的模型参数。深度学习图像重建的设计目标是寻找一个新算法，在图像质量、剂量、性能和重建速度方面均能优于现有基于模型的迭代重建图像解决方案，它在处理参数数量和图像重建的性能方面均显著优于传统算法（图 5-3）。

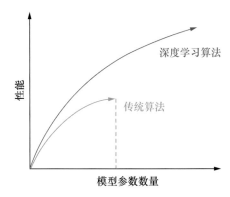

图 5-3　深度学习和传统 IRT 算法比较示意图

目前，很多人工智能公司和影像设备制造厂商均在致力于开发基于深度学习的图像重建技术。图 5-1 显示了 CT 图像重建算法的发展，根据表 5-1 的比较，可以看出基于深度学习（DLIR）的 CT 重建算法可显著提高低信噪比图像的图像质量，降低辐射剂量，明显提高扫描速度。图 5-2 显示了基于深度学习的 MRI 重建算法的飞速发展，可以预见随着今后深度学习技术的发展，基于深度学习的图像重建算法必将成为最具前景的重建技术发展方向。

一、人工智能在 CT 图像重建的应用

深度学习在新一代图像重建技术中显示出了巨大的潜力，它可以在不改变噪声纹理或影响解剖和病理结构的情况下，在抑制噪声的同时重建 CT 图像。因此，一些人工智能公司和 CT 制造厂商开发了新一代基于深度学习的 CT 图像重建技术，例如 GE 医疗公司和佳能医疗公司都开发了基于 DNN 的 DLIR 算法。由 GE 医疗公司开发的 DLIR 引擎 TrueFidelity™ 采用的 DNN 模型包含了上百万个参数来表示高质量图像的特征，对低剂量或非理想扫描条件下的 CT 数据，也可以进行高质量图像重建，因其以高剂量、高质量的 FBP 图像作为训练目标，所以无论是高对比度诊断目标还是低对比度诊断目标，理论上 TrueFidelity 真理图像，都具有出色的图像质量、真实的噪声纹理和快速的重建速度，可应用于各项临床 CT 检查（包括头部、全身、心血管，以及各年龄段患者的检查图像），提高诊断医生的读片质量。由佳能医疗公司开发的基于深度学习的 AiCE 引擎用于该公司的"超高分辨率"CT 系统，可以比常规 CT 提高约 2 倍的分辨率，让临床医生可以根据比以前更小的解剖结构诊断疾病，发现此前难以发现的病变。

基于深度学习的 CT 图像重建技术，往往需要根据特定的 CT 系统进行网络模型的选择（如采用 CNN 模型或其他深度网络模型）。即使采用相同的模型，不同厂家、不

同性能参数（如16排、64排CT）的CT设备，由于其内部实现方法和探测的数据集可能存在一些差异，需要对模型参数重新学习调整。通过大量现实世界的示例（CT影像）对模型进行训练，逐渐优化网络模型的系数，最终让模型获得最佳解决方案（即重建出最佳图像）。

二、人工智能在 MRI 图像重建的应用

尽管 MRI 以其无辐射、多方向扫描、多对比度等特点成为临床中的重要影像手段，但传统 MRI 成像时间长、加速倍数低、迭代重建时间长、参数选择困难并且计算复杂度高。人工智能技术可以自动地从大量数据中学习特征表达，实现高度非线性的映射，2016年深度学习首次被引入 MRI 图像重建中。

1. 基于深度学习的 MRI 图像重建

深度学习技术已被广泛应用于 MRI 重建，主要原理是利用深度学习网络学习欠采样数据到全采样数据（K 空间或图像）的端到端映射关系。经典的 CNN 模型常被用来对降采样的 MRI 图像进行高质量重建，以恢复其高分辨率的细节。这类 CNN 模型不仅处理输入的降质图像，还通过特别设计的数据异质性模块，在网络中整合图像在 K 空间的频谱信息，以辅助重建过程。降质的 MRI 图像以及数据异质性模块以循环方式进行级联，使整个网络通过端到端的方式来重建，其优点在于网络的复杂度可以根据数据量的大小而调节，该算法的重建性能优于字典学习和 CS 等传统方法，在重建误差与重建速度上都显著提升。

此外，将传统的 MRI 重建算法模型与深度学习相结合，基于深度学习技术改造传统优化路径，从而学习重建模型的最优参数，而不是单纯地进行图像之间的映射，可以增加模型的泛化能力，减少对训练数据的需求，其中的典型算法包括交替方向乘子法（2016年）、变分网络（2018年）、基于模型的深度学习（2019年）和卷积去混叠网络（2020年）等。

2. 基于稀疏表示的 MRI 图像重建

除了深度学习之外，稀疏表示也是 MRI 图像重建中一种有效的方法。基于稀疏表示的图像重建是一种利用数据的稀疏性进行重建的方法。在 MRI 图像重建中，图像被视为一个向量，并用一组基向量进行稀疏表示，以减少噪声和伪像。Zhang 等基于稀疏表示提出了一种基于贝叶斯稀疏表示的 MRI 图像重建方法，该方法通过最小化两个目标函数，即稀疏表示的似然性和图像的平滑性，来重建 MRI 图像，可有效去除噪声并提高图像质量。

三、人工智能在 PET 图像重建的应用

PET 基于人工智能模型的迭代重建技术（IRT）现已几乎取代了传统的重建方法，因为它在图像重建中考虑了数据采集过程探测器、受检者、注射剂量等影响图像质量的因

素，比如基于贝叶斯框架图像重建算法中，可以纳入先验概率分布模型对潜在影响图像质量的因素进行建模。还有基于马尔可夫随机场，采用先验的方法，可以通过概率模型降低 PET 图像计数统计波动，稳定 PET 图像重建的概率模型，从而提高图像对比度。然而，这些模型的主要局限性是它们不仅可以抑制 PET 图像噪声，还会抑制 PET 图像的细节，从而影响 PET 病灶的轮廓。

最近几年，机器学习和深度学习技术从光子检测到图像重建和量化，在优化 PET 图像质量的许多方面显示出很好的前景，特别是 D-CNN 具有巨大的潜力，它可以从多模态训练空间中学习最具代表性的图像特征，从而产生可以超越基于先验的 PET 图像重建模型。PET 图像重建中利用监督深度学习技术的最新进展可以分为下述三部分。

（1）使用端到端神经网络将 PET 正弦图直接映射到 PET 图像，这种方法直接用投影图像学习重建后的 PET 图像，并建立深度学习模型。

（2）PET 图像在噪声或收敛方面的图像增强，这种方法以理想的 PET 图像作为参考，让信噪比低的 PET 图像学习并建立深度学习模型。获得模型后将低信噪比的 PET 图像通过建立的模型，用于提高 PET 图像的质量。

（3）基于模型的深度学习重建，将深度学习与传统的基于模型的重建方法相结合，采用深度学习直接进行 PET 图像重建的技术，旨在学习包括 PET 图像重建的整个过程，使用全连接层和卷积层，从而导致复杂的学习任务，这就需要大型和多样化的训练数据库，用于训练模型。从已经重建的 PET 图像进行图像增强的技术旨在使用 CNN 将低剂量、低分辨率或收敛不足的图像映射到其目标（全剂量、高分辨率和完全收敛）的图像，实现提高 PET 图像质量的目标。另外，深度学习重建网络融合贝叶斯算法与神经网络，通过展开迭代优化算法，为构建稳定的数据校正和图像先验模型提供了理论基础。Gong 等提出了交替方向乘子法的展开网络，该算法在 PET 最大似然–期望值最大化算法和使用 U-Net 模型的深度图像先验监督学习之间交替。随后，作者进一步探索了该网络的无监督学习，分别使用 MRI 图像和质量差的 PET 图像作为输入和目标。为了确保网络的收敛性，实验选择了交替方向乘子法的惩罚参数，并使用单独重建的 PET 图像初始化 U-Net 的参数。Cui 等使用类似的深度图像先验知识对 PET 图像进行无监督去噪，对于最佳选择的训练迭代次数，表明该方法优于许多已知的去噪方法。Xing 等采用深度学习提高了 PET 扫描速度或降低 25% ～ 50% 的剂量，这对降低患者辐射剂量或提高临床工作效率具有重要的意义。

图 5-4 显示了一个基于深度学习提高 PET 图像质量的应用实例，此例中对同一例 PET 扫描的受检者，采用标准模式的每个床位 3 min 采集 PET 图像，然后重建每个床位 30 s 和 3 min 的 PET 图像，以 3 min 重建的 PET 图像作为"金标准"，用 30 s 的图像学习 3 min "金标准"图像建立模型，可以看出，通过深度学习模型可以将 30 s 扫描的图像质量提高到接近 3 min 的 PET 图像。图 5-4 表明采用深度学习能够显著提高 PET 图像质量，从采用深度学习对 PET 图像重建的研究结果来看，深度学习方法能够将常规注射剂量 25% 或以下的扫描图像，重建至全剂量图像的质量，这是 IRT 方法无法比拟的。在同一注射剂量前提下，深度学习能够将 PET 图像扫描速度提高 6 倍以上，基于深度学习的图像重建方法很快会替代临床常规使用的 IRT 方法。

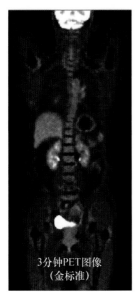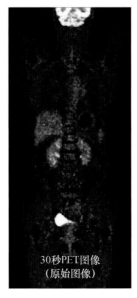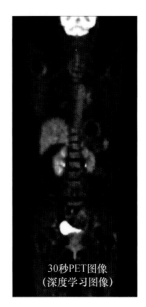

图 5-4　人工智能 PET 图像重建示例

四、人工智能在图像增强中的应用

传统的图像增强方法往往基于滤波和直方图均衡化等技术，目前这些方法并不能在临床工作中取得理想的效果。而人工智能技术通过学习大量的医学图像数据可以提取出医学图像中的有用信息，并增强图像的对比度、清晰度等特征。基于人工智能的图像增强方法主要有两种：基于生成对抗网络（GAN）和基于深度学习。基于 GAN 的图像增强方法通过构建生成器和判别器两个网络模型，同时训练两个模型，可实现对医学图像的准确增强。而基于深度学习的图像增强方法通过构建 DNN 模型，利用大量的医学图像数据进行训练，可有效增强医学图像的特征。

第三节　医学影像重建的质量控制及应用

深度学习不但能够提高图像质量，还能显著提高扫描速度。采用深度学习重建图像后，需要对图像质量进行客观评价。深度学习图像重建模型中，图像的常用评价指标包括峰值信噪比（peak signal-to-noise ratio，PSNR）和结构相似性指数（structure similarity index measurement，SSIM）。

一、人工智能医学影像重建质量控制的常用评价指标

1. PSNR

假设参考的图像为 f，深度学习重建出来的结果为 g，图像的尺寸均为 $M \times N$，其公式为：

$$PSNR(f, g) = 10\log_{10}\left(\frac{(2^n-1)^2}{MSE(f, g)}\right) \qquad （公式 5-1）$$

其中 MSE 表示当前图像 g 和参考图像 f 的均方误差：

$$MSE(f, g) = \frac{1}{MN}\sum_{i=1}^{M}\sum_{j=1}^{N}(f_{ij}-g_{ij})^2 \qquad （公式 5-2）$$

PSNR 的单位是 db，数值越大表示失真越小，n 代表每像素的比特数，一般灰度图像取 $n=8$，即像素的灰阶数为 256。

2. SSIM

$$SSIM(f, g) = l(f, g)\,c(f, g)\,s(f, g) \qquad （公式 5-3）$$

$$l(f, g) = \frac{2\mu_f\mu_g + C_1}{\mu_f^2 + \mu_g^2 + C_1} \qquad （公式 5-4）$$

$$c(f, g) = \frac{2\sigma_f\sigma_g + C_2}{\sigma_f^2 + \sigma_g^2 + C_2} \qquad （公式 5-5）$$

$$s(f, g) = \frac{\sigma_{jg} + C_3}{\sigma_j\sigma_g + C_3} \qquad （公式 5-6）$$

其中，$l(f, g)$ 比较两幅图像的亮度平均值（μ_f 和 μ_g 分别为两幅图的平均灰度），此项最大值为 1。$c(f, g)$ 比较两幅图像的对比度接近程度（σ_f 和 σ_g 分别为两幅图的灰度标准差），此项最大值为 1。$s(f, g)$ 在结构上比较两幅图像的相关系数（其中 σ_{jg} 是两幅图像协方差）。SSIM 的区间范围在 $[0, 1]$，0 表示两幅图像没有相关性，1 表示两幅图像完全相同。C_1、C_2、C_3 为正值常数，用于防止公式出现除 0 异常。

二、人工智能医学影像重建质量控制的应用实例

本实例利用深度学习技术，将采集时间为 30 s 的 PET 图像重建为采集时间为 180 s 的 PET 图像，以提升采集时间为 30 s 的图像质量。数据总例数：252 例；数据集划分：训练集 200 例，测试集 52 例。分别采用 Iterative 3D U-net 模型和 Pixel2pixel 模型 2 种模型提高 PET 图像质量。

1. Iterative 3D U-net 网络模型恢复 PET 图像质量

Iterative 3D U-net 网络模型恢复 PET 图像的具体流程包括：图像预处理、选择网络模型和确定损失函数值等。

（1）图像预处理流程

①图像数据归一化处理：对每个图像都进行减去自身图像的均值并除以标准差的操作，归一化公式如下：

$$z = \frac{x - \mu}{\sigma} \qquad （公式 5-7）$$

②像素填充：对于每一例数据都填充至（256，256，384）尺寸大小，填充的像素值为 0。

③数据切分：将填充后的数据按 Z 轴方向均匀切分为 12 幅图像，每幅图像的尺寸为（256，256，32），然后将相邻两个图像进行叠加，最后得到 11 幅尺寸为（256，256，64）的图像。

（2）网络模型结构：Iterative 3D U-net 整个网络模型结构如图 5-5 所示。Iterative 3D U-net 是在 3D U-Net 基础上改进提出的，它包含了一个用于捕捉语义的编码结构和一个用于精准定位的解码结构。整个模型将尺寸为 256×256×64 的低剂量 PET 图像作为输入，通过三个下采样层构建的"编码结构"提取图像语义特征，并使用线性整流函数作为激活函数，再通过三个上采样层构建的"解码结构"来还原图像尺寸从而得到重建后的图像。

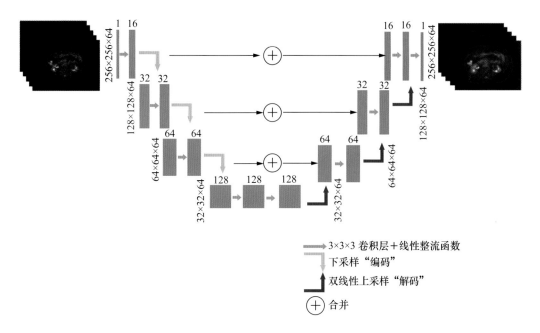

图 5-5　Iterative 3D U-net 模型流程演示图

（3）损失函数：模型采用均方误差值作为损失函数。其计算公式为：

$$MSE(X, Y) = \frac{1}{M} \sum_{m=1}^{M} (X_m - Y_m)^2 \qquad （公式 5-8）$$

式中 M 表示像素点的个数，（X，Y）分别表示模型得到重建后的图像及标签图像。

（4）相关参数说明

① Epoch：Epoch 表示所有数据送入网络中，完成一次前向计算和反向传播的过程，次数设置为 100。

②学习率：0.001。

③ Batch_size：1。

④优化算法：AdapOptimizer 优化算法。

⑤后处理：将模型预测后的图像进行拼接，恢复原始图像尺寸，并根据均值和方差，将归一化后的像素值映射回原始图像的数据范围。

2. Pixel2pixel 网络模型

Pixel2pixel 网络模型恢复 PET 图像质量的流程包括：图像预处理、选择网络模型和确定损失函数值。

（1）图像预处理

①图像数据归一化处理：采用全局归一化处理，每个体素归一化后的值，是其原始值减去数据中的最小值，再除以数据的最大值。

②数据切分：提取短时间扫描得到的 PET 图像每一层面及其前 N 层、后 N 层构成图像块作为输入模型，训练阶段提取长时间扫描得到的 PET 图像目标层面及其前 N 层、后 N 层构成图像块作为标签数据；预测阶段取中间目标层面作为网络的预测结果。

（2）网络模型：Pixel2pixel 模型网络结构如图 5-6 所示。具体实现流程：PET 图像生成网络，该模块采用 U-Net 网络，U-Net 的编码器下采样 3 次，一共下采样 8 倍（对称的），其解码器部分也相应上采样 3 次，将编码器得到的高级语义特征图恢复到原图片的分辨率，并且在同一个层级使用跳跃连接，恢复出来的特征图融合了更多的低级别图像特征，也使得不同维度的特征得到了融合，从而可以进行多尺度预测，得到更加精细的图像细节。有关长时间扫描真实图像和模型重建图像的判别模型，该模型采用多层 CNN 卷积层堆叠构建得到，经过多次卷积下采样后，拉直得到的特征，再经过 2 层全连接层输出，预测真实 180 s 图像和生成的 180 s 图像概率。

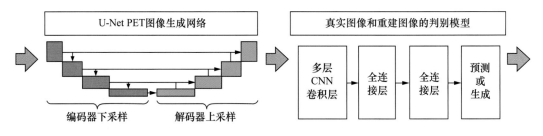

图 5-6　Pixel2pixel 模型网络结构示意图

（3）损失函数

①生成模型的训练阶段的损失函数采用 *L*1_*Loss*，公式如下：

$$L_G = \frac{1}{N}\sum_{i=1}^{n}\alpha_i * |y_{i\_predict} - y_i| \qquad （公式 5-9）$$

$y_{i\_predict}$ 表示生成模型重建的第 i 层图像，y_i 表示真实的第 i 层图像归一化后真实的体素值，α_i 表示第 i 层图像的权重，n 表示图像的层数。

②判别模型训练阶段的损失函数是二进制交叉熵损失函数，公式如下：

$$L_D = P * \log Q - (1-P) * \log (1-Q) \qquad （公式 5-10）$$

P 表示 $0 \sim 1$ 标签（0 表示图像来源于模型生成，1 表示图像来源于真实图像），Q 表示判别模型预测的概率。

（4）图像后处理阶段：将网络预测得到的所有切片按顺序拼接起来，根据原始数据的最大值和最小值，将 $0 \sim 1$ 之间的结果输出映射至 PET 图像的数据范围。

（5）相关参数说明

①Epoch：设置为 50。

②学习率：0.001。

③Batch_size：4。

④优化算法：AdapOptimizer 优化算法。

3. PET 图像的重建结果

采用 Pixel2pixel 和 Iterative 3D U-net 两种模型将采集时间为 30 s 的 PET 图像重建为采集时间为 180 s 的 PET 图像，从重建结果（图 5-7）可以看出，采用深度学习技术可以大大提升采集时间为 30 s 的图像质量。

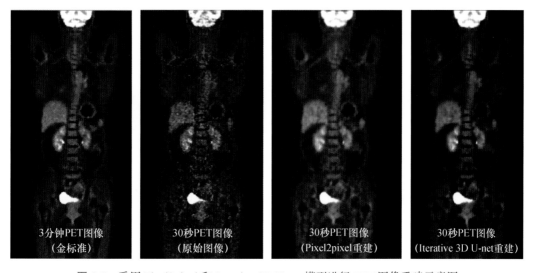

3分钟PET图像（金标准） 　30秒PET图像（原始图像） 　30秒PET图像（Pixel2pixel重建） 　30秒PET图像（Iterative 3D U-net重建）

图 5-7 采用 Pixel2pixel 和 Iterative 3D U-net 模型进行 PET 图像重建示意图

参考文献

［1］罗述谦，周果宏 . 医学图像处理和分析［M］. 北京：科学出版社，2003：9-68.

［2］Willemink M J，Noël P B. The evolution of image reconstruction for CT-from filtered back projection to artificial intelligence［J］. Eur Radiol，2019，29（5）：2185-2195.

［3］田捷，包尚联，周明全 . 医学影像处理和分析［M］. 北京：电子工业出版社，2003：117-160.

［4］Rivière P J L，Crawford C R. From EMI to AI：a brief history of commercial CT reconstruction algorithms［J］. Med Imag，2021，8（5）：052111.

［5］Wen B，Ravishankar S，Pfister L，et al. Transform learning for magnetic resonance image reconstruction：from model-based learning to building neural networks［J］. IEEE Signal Processing Magazine，2020，37（1）：41-53.

［6］Won-Joon D，Seo S，Han Y，et al. Reconstruction of multicontrast MR images through deep learning［J］. Medical Physics，2020，47（3）：983-997.

［7］Hsieh J，Liu E，Nett B，et al. A new era of image reconstruction：TrueFidelity—technical white paper on deep learning image reconstruction［EP/OL］. GE Healthcare website.［2021-12-15］. https：//www.gehealthcare.com/-/jssmedia/040dd213fa89463287155151fdb01922.pdf.

［8］Gong K，Catana C，Qi J，et al. PET image reconstruction using deep image prior［J］. IEEE Trans Med Imaging，2019，38（7）：1655-1665.

［9］Cui J，Gong K，Guo N，et al. PET image denoising using unsupervised deep learning［J］. Eur J Nucl Med Mol Imaging，2019，46（13）：2780-2789.

［10］Xing Y，Qiao W，Wang T，et al. Deep learning-assisted PET imaging achieves fast scan/low-dose examination［J］. EJNMMI Physics，2022，9（1）：7.

［11］Sara U，Akter M，Uddin M S. Image quality assessment through FSIM，SSIM，MSE and PSNR-A comparative study［J］. Journal of Computer and Communications，2019，7（3）：8-18.

（本章作者：曹波　黄靖）

6

第六章
人工智能医学影像的目标检测

目标检测是指找出图像和视频中所有感兴趣的目标（物体），确定其位置和大小的过程。由于各类物体有不同的外观、形状，加上成像条件不同，目标检测一直是计算机视觉领域具有挑战性的问题。医学影像目标检测是指在医学图像中识别和定位感兴趣的目标或病变区域，是目标检测的重要应用领域。

第一节　医学影像目标检测概述

一、医学影像目标检测

目标检测是计算机视觉领域中一个基础和重要的研究方向，其主要目标是为了解决机器视觉对环境自主感知过程中"是什么"和"在哪里"的问题。具体来说，对于给定的一幅图像，目标检测有两个基本任务：第一是目标分类，给出图像中包含物体目标的具体类别，明确"是什么"；第二是目标定位，用定位框（矩形、圆形或其他等）标出所有目标的位置，明确"在哪里"（图 6-1）。目标检测是解决图像分割、图像描述等更复杂的视觉

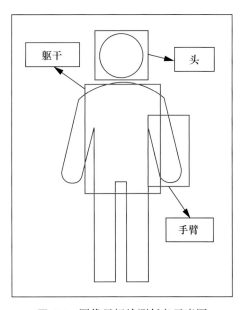

图 6-1　图像目标检测任务示意图

任务的基础。目标检测的典型应用包括行人检测、车辆检测、车牌检测、肿瘤检测等，被广泛应用于人机交互、工业制造、农业和医疗等多种行业。

医学图像中的目标通常是病变、器官或组织结构，准确检测和定位这些目标对于医生的临床诊断和决策具有直接影响，医学图像目标检测算法的优化对于准确诊断和治疗具有重要意义。计算机辅助诊断（CAD）系统的开发和应用，可以辅助医生进行医学影像的解释和分析，快速全面了解患者的身体状况，从而指导诊断和治疗。此外，CAD 系统具有高效和易于推广的优点，使患者就医不受限于地域的限制。近十年来，随着人工智能在计算机视觉领域的突飞猛进，基于机器学习/深度学习的计算机辅助诊断精度不断提高，在医学影像分析领域具有广阔的应用前景，而医学影像的智能分析过程中，最重要的任务就是目标检测，即实现对特定类别目标（如肺结节、肿瘤、眼底病变等）的准确检测和定位。

图 6-2 所示肺部病灶检测，利用医学影像目标检测技术可以自动检测和定位肺部结节，为肺部病灶的诊断及鉴别诊断提供帮助。利用计算机对医学影像图像进行智能检测，实现对病变器官和病变区域的准确定位，对于临床治疗具有重要意义，可帮助医生明确病变是否存在以及所在的位置，减少由于医生经验及精力差别导致的漏诊，提高疾病的检出率，使患者能够得到及时治疗，同时减少过度重复、无效的诊治而导致的医疗资源浪费。

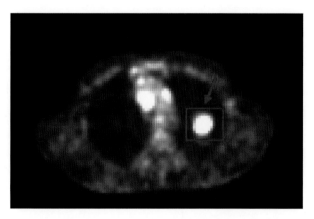

图 6-2　^{18}F-FDG PET 胸部图像肺部病灶检测示意图

二、医学影像目标检测面临的挑战

医学影像目标检测存在不少问题和挑战，主要包括：自然光学图像的空间分辨率、对比度比医学影像更高，而且包含亮度、颜色、纹理等一些易于识别的自然视觉特征，而医学影像只在某些征象上会产生特殊的信号表现，而且信噪比通常较低；医学影像中各组织器官、病灶区域的分界线不是特别明显，疾病不同阶段病灶的表现也不同，异常病灶区域的大小、位置、形状有着明显的个体差异，因而医学影像分析比自然图像分析更复杂、更困难，许多已有的计算机深度学习算法往往不能直接用于医学影像分析；与自然图像相比，医学影像深度学习缺乏大规模的高质量标注的训练数据集，这是因为医学影像的标注工作需要大量相关医学领域的专家手动完成，标注成本过高；由于医学影像数据的封闭性，获取共享医学影像数据非常困难，使得训练样本不足和不均衡，导致训练后的模型准确度不佳。

为了解决上述问题，有必要建立标准化的医学影像数据库，为研究者提供更多的支持，同时也需要企业、医院、高校科研机构携手，应用国际前沿技术，提高人工智能医学影像诊断分析水平，为精准医疗、诊疗决策等提供临床建议。可以预见，未来深度学习在医学影像目标检测等分析领域将会发挥更大的作用。

第二节　医学影像目标检测方法

医学影像目标检测方法的主要研究方向包括传统算法和深度学习算法两类，其中传统算法通常采用图像特征分析、分类器设计和图像分割等，由于其特征提取能力有限以及检测效果不稳定，在临床工作中应用受限。而基于深度学习的目标检测方法，可以自动学习更为抽象、准确的特征，已成为目前医学影像中的热点研究方向。

一、图像目标检测原理及评价指标

1. 目标检测框架

智能图像目标检测框架和流程图（图 6-3），首先通过大规模的标注训练数据集进行训练，通过预处理和特征提取后，学习一个或多个分类器。然后，对于需要检测的图像，首先通过滑动窗口提取候选框，对候选框内的图像块提取特征，然后分类，判断是否存在预设的目标。目前也有一些目标检测算法不再提取候选框，而是直接提取特征进行分类。前者称为两步算法（图 6-3 ①），后者称为单步算法（图 6-3 ②）。其中，非极大值抑制是指对分类器可能产生的多个相同目标的预测结果进行合并去重，最终仅保留概率最大的那个预测结果。目标检测需要解决"是什么"和"在哪里"的问题，因此训练的分类器模型实际包括两部分输出结果：目标分类结果和边框回归结果，后者就是目标检测框最终的精确位置。

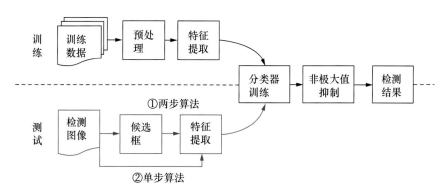

图 6-3　图像目标检测框架及流程示意图

2. 边框回归技术原理

边框回归是目标检测方法中对目标进行定位的常用手段。一般来说，CNN 生成的候选框区域不会直接正确地包含目标区域，需要对候选区域的边框进行修正，调整其位置和大小，以使其能够更加接近真实目标区域，提高检测方法的精度。在基于两步算法检测器的目标检测方法中，一般都先选用一定策略生成候选区域，再使用边框回归优化，最终对目标的边框输出更为精确，因此相比单步算法检测器来说，两步算法准确性更好。图 6-4 中方框 P 代表模型输出的预测目标边框，方框 G 代表目标被标定的真实边框，边框回归的过程就是进行一种函数变换，使得回归后得到的窗框 $\widehat{G}$ 更加接近 G。

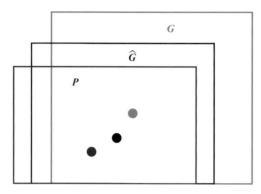

图 6-4　边框回归示意图

使用 (x, y, w, h) 表示一个窗框或窗口，(x, y) 代表窗口中心点的坐标，w 代表窗口宽度，h 代表窗口高度，则边框回归就是要对于已有的 (P_x, P_y, P_w, P_h)，找到一种关系 $f(P_x, P_y, P_w, P_h) = (\widehat{G}_x, \widehat{G}_y, \widehat{G}_w, \widehat{G}_h)$ 且有 $(\widehat{G}_x, \widehat{G}_y, \widehat{G}_w, \widehat{G}_h) \approx (G_x, G_y, G_w, G_h)$。

边框回归一般有两个步骤：

（1）先做平移操作，(x, y) 变为 $(\Delta x, \Delta y)$，$\Delta x = P_w d_x(P)$，$\Delta y = P_h d_y(P)$，则：

$$\widehat{G}_x = P_w d_x(P) + P_x \qquad (公式 6\text{-}1)$$

$$\widehat{G}_y = P_h d_y(P) + P_y \qquad (公式 6\text{-}2)$$

（2）做尺度放缩操作 (S_w, S_h)，$S_w = exp(d_w(P))$，$S_h = exp(d_h(P))$ 则：

$$\widehat{G}_w = P_w exp(d_w(P)) \qquad (公式 6\text{-}3)$$

$$\widehat{G}_h = P_h exp(d_h(P)) \qquad (公式 6\text{-}4)$$

在实际预测过程中，边框回归的输入框 P 其实是边框对应的卷积特征向量，需要学习的其实是 $d_x(P)$、$d_y(P)$、$d_w(P)$、$d_h(P)$，或是 Δx、Δy、S_w、S_h 这四种变换规则。P 经过变换后得到预测值 $\widehat{G}$。通过下式计算，得到平移操作的数值 (t_x, t_y) 和尺度变换的操作 (t_w, t_h) 如下：

$$t_x = (G_x - P_x)/P_w \qquad (公式 6\text{-}5)$$

$$t_y = (G_y - P_y)/P_h \qquad (公式 6\text{-}6)$$

$$t_w = \log\left(G_w/P_w\right) \qquad （公式 6-7）$$

$$t_h = \log\left(G_h/P_h\right) \qquad （公式 6-8）$$

将目标函数表示为 $d_*(P) = w_*^T\phi_5(P)$，$\phi_5(P)$ 是输入的特征向量，w_* 是要学习的参数，$\hat{w}_*$ 是模型学习到的参数的估计值，通常通过训练数据得出，$d_*(P)$ 是得到的预测值。那么损失函数为：

$$Loss = \sum_i^N \left(t_*^i - \hat{w}_*^T\phi_5(P^i)\right)^2 \qquad （公式 6-9）$$

优化函数为：

$$W_* = argmin_w \sum_i^N \left(t_*^i - \hat{w}_*^T\phi_5(P^i)\right)^2 + \lambda\|\hat{w}_*\|^2 \qquad （公式 6-10）$$

使用梯度下降法或是最小二乘法就可以计算 w_*。

3. 目标检测的评价指标

在第三章第二节中已经介绍了机器学习的一些常用评价指标，包括混淆矩阵（表3-1）、准确率、精确率、召回率（表3-2）等，以下介绍几种针对图像目标检测任务的常用评价指标，以便于读者理解后文。

（1）交并比：交并比（intersection-over-union，IOU）是评估目标检测算法性能的重要度量参数，它给出了一组图像中对象的预测区域和真实区域之间的接近或重叠程度（图6-5），其中，A 代表预测区域面积，B 代表真实区域面积。显然 A 和 B 越重叠，检测结果越精确。

根据图6-5，首先可以定义目标检测的混淆矩阵（表6-1）。

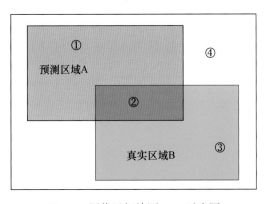

图 6-5　图像目标检测 IOU 示意图

表 6-1　目标检测的混淆矩阵

		真实情况（ground-truth）	
		阳性	阴性
目标检测	阳性	TP＝区域②	FP＝区域①
预测结果	阴性	FN＝区域③	TN＝区域④

IOU 定义为：

$$IOU = \frac{|A \cap B|}{|A \cup B|} = \frac{②}{①+②+③} = \frac{TP}{FP + TP + FN} \qquad （公式 6-11）$$

显然，IOU 等于 1 是最理想情况，一般认为 IOU 至少需要大于 0.5。

（2）PR 曲线：根据表 6-1 和表 3-2 的定义，目标检测算法的精确率（Precision）和召回率（Recall）分别如下式所示。

$$精确率 = \frac{TP}{TP + FP} \qquad （公式 6-12）$$

$$召回率 = \frac{TP}{TP + FN} \qquad （公式 6-13）$$

但是，如果需要预测的数据样本都为阴性样本，那么 TP 的数量就是 0，则精确率和召回率都为 0。因此，在样本不均衡的情况下，仅靠精确率和召回率无法合理评估一个目标检测方法的性能。

在使用算法模型进行目标检测时，对样本的判断是基于算法产生的置信概率进行的。对于每个输入的数据样本，算法都给出一个 0 ~ 1 之间的置信概率，当概率高于某个设定值，则将样本判定为正样本，反之则为负样本。这个特定的阈值设定十分重要，会影响到模型的精确率以及召回率。对于一个目标检测算法模型来说，精确率和召回率都是越高越好，但是实际上二者相互矛盾，当精确率比较高，召回率就会相对较低，反之亦然。因此，平衡精确率和召回率非常重要。为了实现这种平衡，可以设定不同的阈值，产生不同的精确率和召回率，以召回率为横坐标，精确率为纵坐标，将这些精确率和召回率的数据绘制成一个曲线，这个曲线就称作 PR（precision-recall）曲线。图 6-5 显示了一个分类器模型的 PR 曲线，其中 PR 曲线下的面积达到了 0.992，此面积越大，表示分类器性能越

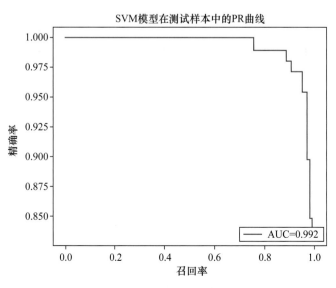

图 6-6　PR 曲线示意图

好，即 PR 曲线越靠近右上方越好。

（3）均值平均精度：均值平均精度（mean average precision，mAP）是不同目标类别的平均精度（average precision，AP）的平均值，所以想要计算 mAP 首先需要计算 AP。简单来说，假设在测试集中一共有 k 个类别的目标物体，需要先算出模型对于每个类别物体的 AP，然后将这些 AP 相加在一起再除以所有类别的数量 k，就可以得到最终模型的 mAP，即：

$$mAP = \frac{\sum_{i=0}^{k-1} AP_k}{k}$$
（公式 6-14）

AP 是衡量模型在每个目标类别上的预测性能，mAP 则是衡量模型在所有类别上的平均性能，mAP 是目前目标检测算法的主要评估指标。

二、传统图像目标检测技术

传统的图像目标检测算法主要包括三个步骤（图 6-7）：第一，选择候选区域；第二，对候选区域进行特征提取；第三，根据提取到的特征进行分类。

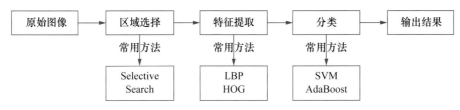

图 6-7　传统目标检测算法流程图

1. 选择候选区域

选择候选区域主要是从图片中搜索目标可能存在的位置区域，选择候选区域的方法有基于区域的方法和滑动窗口等。基于区域的方法中比较常用的方法是选择搜索，选择搜索的方法主要是通过图像分割算法将图片分为若干个小区域，再根据一定的规定（如区域之间的相似度）不断地合并相邻的区域，最终得到候选区域。图 6-8 是选择搜索算法流程图。

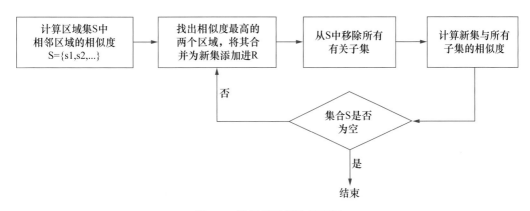

图 6-8　选择搜索算法流程图

2. 特征提取

特征提取是目标检测算法的核心，特征提取的质量直接影响区域分类的结果。图像处理领域有很多优秀的特征提取算法，主要包括：方向梯度直方图（histogram of oriented gradient，HOG）、局部二进制模式和 Haar 算法等。HOG 描述图像中的形状边缘梯度信息，局部二进制模式描述图像中的纹理特征，Haar 算法描述图像中像素值变换信息。在图像检测中，HOG 是比较常用的特征描述子，HOG 结合 SVM 的检测方法广泛应用于传统的图像识别领域。

3. 区域分类

区域分类阶段需要把提取到的特征进行分类，常见的分类器有 SVM、随机森林和 AdaBoost 等。SVM 是经典的机器学习分类算法，但在处理海量数据时，其计算内存会增加，计算量显著增大，因此该算法不适用于大规模数据。AdaBoost 基本思想是集成算法，其本质是通过训练出不同种类的弱分类器，然后将这些弱分类器集成为一个强分类器。在集成过程中，不是对每个弱分类器的结果进行平均求和，而是采用自适应的方法，根据每次训练过程中每个弱分类器的分类准确率，对每个弱分类器设置不同的权值。同时在每次训练过程中增加弱分类器的数量，直到训练样本可以被较好分类，通过上述操作可以有效提高分类器整体的分类性能。随机森林是一种基于决策树弱分类器的组合算法，其处理流程是从原始样本数据中首先通过重采样方法得到多个不同的数据样本，然后通过决策树算法建模对不同的数据样本进行预测，通过对所有相互独立树的预测结果进行投票，最终的预测结果是根据最终被投票的概率得到。

三、基于深度学习的目标检测算法

1. 基于深度学习的图像目标检测算法发展简介

传统的目标检测方法依赖人工选择区域和提取特征，检测效率和精度都有限，后期也出现了发展瓶颈，直到 CNN 思想的产生和深度学习技术的快速发展，为图像检测技术提出了新的思路。2012 年，Krizhevsky 首次使用深度学习方法完成图像分类任务，尽管分类速度非常低，但分类结果非常精确。Sermanet 使用一种基于 D-CNN 模型的 OverFeat 检测框架完成目标检测任务，这也是一种深度学习的方法，对于目标检测的两大任务分类和定位分别生成各自的 CNN 网络。2014 年，Ross B. Girshick 设计了区域 CNN（regions with CNN features，R-CNN）算法框架，算法使用选择式搜索方法，在输入图像上有选择性地获取若干个区域来进行特征提取，提高了检测性能。但是对每个候选区域都进行特征提取会导致检测速度较慢，训练步骤复杂。针对这一问题，何凯明的空间金字塔池化网络（spatial pyramid pooling networks，SPPNet）模型使用映射的方法，不再对每个区域单独进行卷积特征提取，而只需进行一次全图卷积的操作，简化了运算，从而提高检测效率。2015 年，Ross Girshick 提出了 Fast R-CNN 方法，改进了算法的损失函数和池化层，在 SPPNet 的基础上进一步优化了 R-CNN 方法的模型结构，但由于 Fast R-CNN 沿用了选择式搜索方法获得候选区域，训练的时间成本仍然很高。针对这一问题，Shaoqing Ren 提出了 Faster R-CNN，在原有基础上放弃选择式搜索策略，设计了新的候选区域建议网络（region proposal network，RPN），其检测速度比 R-CNN 提高了约 2 倍，是目前最精确的检测算法之一，但候选区域的选择算法仍会消耗较多的时间，实效性还是不足。为了进一步提高目标检测的速度，Joseph Redmon 提出了 YOLO 算法，刘伟提出了单步多框目标检测（single shot multibox detector，SSD）算法，均属于单步检测算法，它们通过特定的分割方式获得候选区域，直接对整张待检测图像进行回归，大大加快了检测速度，但精度方面受到一定影响，缺点是对小目标检测效果较差。

至此，目标检测算法出现了以下两类：两步算法（基于候选区域建议的算法），包括 R-CNN、SPPNet、Faster R-CNN 等；单步算法（基于回归的算法），包括 YOLO、SSD 等。不同类型的算法各有利弊，两步算法虽然精度提高较大，但检测速度较慢，训练困难；单步算法虽然改善了检测速度，但在小目标的检测精度上仍有不足。近几年，目标检测方法的性能逐年改进，比如，最近的 YOLOv5、D2Det 和 SOLO 等检测算法。其中，集大成的 YOLOv5 采用了更好的数据增强方法，以解决小目标的检测难题；同时，采用自适应锚定框（即预设的候选框）方法，可根据数据集自动生成合适的锚定框，这些方法能够很好地提高网络模型的检测性能。D2Det 则是针对定位和分类不精准的问题，提出了密集局部回归，该回归方法能够预测目标候选区域的多个密集框偏移。SOLO 通过引入"实例类别"的概念，从全新的角度审视了目标检测任务；该概念根据目标的位置和大小为实例中的每个像素进行分类，从而将目标的掩码分割转换为分类问题。其后续版本 SOLOv2 则是利用动态学习方法改进检测器中的掩码预测器；此外，还针对非极大值抑制 NMS 算法提出了更高效的 Matrix NMS 算法，以提高检测速度。

不过，这些最新的目标检测方法可能还需要一段时间才会被医学影像图像分析领域所采纳。现有的医学影像目标检测方法往往都是基于经典的通用目标检测方法及其系列版本，如 YOLOv3、Mask R-CNN 等方法。此外，Zhang 等在基于 ImageNet 数据集预训练的 EfficientNet 模型基础上，通过将异常检测模块附加在原有的分类器模块上，设计了用于新冠肺炎检测的诊断模型。Gulshan 等将基于 ImageNet 数据集预训练的 Inception-v3 模型进行迁移学习（TL），实现了对糖尿病视网膜病变的筛选和分期，通过检测病变的位置和类别可以帮助医生更好地制订诊疗方案，实现对患者的早期个体化精准诊疗。Rajpurkar 等在 DenseNet-121 的基础上设计了 CheXNeXt 检测方法，用于同时检测 14 种不同类型的肺部病变，包括肺炎、胸腔积液、肺部肿块和肺结节等。Chen 等为了解决单模态 MRI 中正常组织与病变区域之间区分不佳的问题，提出多模态 MRI 融合网络，以利用三种模态的 MRI 对鼻咽癌进行检测和分割。He 等在 MNASNet（Mobile Neural Architecture Search networks）的基础上，针对 COVID-19 的 CT 图像数据集搜索轻量级的 3D 检测模型，同时将通过 MNAS 搜索得到的最佳模型命名为 MNas3DNet。实验结果表明，相对基准 3D 模型而言，MNas3DNet 模型尺寸更小，可实现先进的检测性能。Xu 等在 YOLOv3 的基础上，通过引入 Inception 多尺度卷积模块，以解决传统卷积模块所捕获的特征信息有限的问题。

尽管如今基于深度学习的目标检测技术领域呈现百花齐放的景象，各种优秀算法不断涌现，但想要在速度、精度、训练难度、鲁棒性和小目标的检测等各方面取得完美的均衡仍然具有挑战性。总的来说，目标检测算法主要是基于 D-CNN，经过各种不同的优化，形成不同的模型，大幅提高目标检测技术的精度，也推动了这一技术的实用化。下文将主要介绍几种经典的基于 CNN 的目标检测算法。

2. 深度学习目标检测的经典算法介绍

（1）R-CNN：随着 AlexNet 在 2012 年 ImageNet 挑战赛中夺冠并且将图像分类记录从 26% 的误差降低到 15%，R-CNN 作者从中受到启发，尝试将 AlexNet 在 ImageNet 图像分类上的能力迁移到一个世界级权威的计算机视觉数据集 PASCAL VOC（Pattern Analysis Statical Modeling and Computational Learning visual object classes）的目标检测上来。迁移的过程主要面临着一个关键问题：在卷积网络中如何去做目标定位，以及如何在一个数据集规模较小的情况下训练出较好的网络模型。对于目标定位的问题，R-CNN 采用了基于候选区域的方法，这也是该网络被称为 R-CNN 的原因。对于如何在小规模数据集上训练网络模型的问题，可通过在大型辅助数据集进行预训练，充分学习浅层的特征，随后在小数据集上进行有监督的规模化训练和微调的方案来解决（图 6-9）。

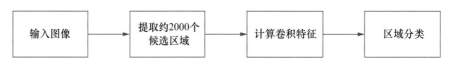

图 6-9　R-CNN 算法流程图

首先是获取输入的图像，然后提取大约 2000 个候选区域，然后将缩放后的图片输入 CNN 网络，提取一个固定长度的特征向量对每个类别训练一个 SVM 分类器，最后将 CNN 的输出再次输入到 SVM 分类器中进行类别的判定，同时训练一个回归器去精细地修正目标在候选区域的位置。CNN 网络在生成候选区域阶段并没有采用之前被广泛使用的滑动窗口算法，而是使用了选择性搜索算法。通过选择性搜索算法产生的候选区域大小不一，为了和 AlexNet 的输入图像大小（227×227）兼容，R-CNN 选择无视产生的候选区大小和形状，统一变换到 227×227 指定尺寸。候选区域经过尺寸修整，被送进 CNN 网络读取特征，然后用 SVM 分类器进行类别的识别并产生相应的分数。同时针对每个分类，通过计算 IOU 指标，采取非极大值抑制 NMS，以得分最高的区域为基础，剔除掉那些重叠位置的区域。由于 CNN 的参数是所有类别共享的，并且 R-CNN 生成的特征向量维度较少，运行时的参数减少使得 R-CNN 比传统方法更加高效。

R-CNN 在 PASCAL VOC 上的检测结果，以处理 10 万个类型预测为例，传统图像检测算法，如可变型组件模型（Deformable Part Model），识别一张图像需要花费 5 min，mAP 大约为 16%，而 R-CNN 识别一张图像只需要 1 min，mAP 可保持在 59%，远远超过了传统图像检测算法。R-CNN 可显著提升图像检测的性能，后续的检测模型改进基本都沿袭了 R-CNN 的检测思想。

（2）SPPNet：R-CNN 最大的瓶颈在于 2000 多个候选区域都要经过一次 CNN 去计算

卷积，这个操作有很多重复的计算，速度非常慢。有学者为了解决重复计算的问题，提出了 SPPNet，使用 SPPNet 得到每个候选区域的特征，只需要将原图片输入一次即可，显著提升了算法效率。从前文 R-CNN 介绍中可知，为了适应 CNN 的输入，候选区域需要将尺寸调整到指定大小，这里提出的空间金字塔池化（spatial pyramid pooling，SPP）结构可以输入各种不同尺寸的图像。输出图像的尺寸在卷积层和池化层中都和输入图像的尺寸密切相关，卷积层和池化层并不需要使用固定尺寸的图像输入，而在全连接层的输入必须是尺寸固定的图像。普通的 CNN 使用固定尺寸的输入图像来确保全连接层的输入是固定的，而由于卷积层的特性，使得在卷积层的最后加入 SPP 层也可以在后面全连接层得到固定尺寸的输入，这样避免了将每个候选区域都做一遍卷积操作。SPP 层插入在卷积层和全连接层之间，在卷积层中得到特征图后，再将每层都进行一次 SPP 操作。第一步将每个特征图都分割成多个尺寸不一的网格；第二步对每个网格做最大池化操作，最大池化操作生成的特征全部连起来，就构成了一个可以输入到后面全连接层中的固定长度的特征向量。在图片分类任务中，当已知输入图片的大小时，可以提前计算 SPP 层每个金字塔的大小，每次池化的窗口大小和步长也可以根据卷积层的尺寸计算得出（图 6-10）。

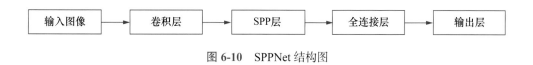

图 6-10　SPPNet 结构图

　　测试时，可直接使用训练好的参数进行计算。由于输入图像在某些区域的特征会在特征图上对应的区域被表示出来，故而可以只在特征图上做特征提取操作就能实现对输入图像对应区域的特征提取。输入图像会在最后卷积层中产生其特征图，给出区域建议的过程会产生很多候选区域，每个候选区域都会在特征图上的相同区域形成对应，经过 SPP 操作过后，每个区域都会产生一个尺寸固定的输出，全连接层获取该固定长度的输出作为输入使用。通过这样的操作，输入图像经过一次卷积操作过后，可从生成的特征图上直接提取出每一个候选区域的特征。因此，固定前面的卷积层，对后面的全连接层进行微调就可以完成对这个特征提取网络的训练。

　　（3）Faster R-CNN：前文提到 Fast R-CNN 在候选区域提取阶段的工作仍然是采用选择性搜索算法，而 Faster R-CNN 使用了一个提取边缘的神经网络，将提取候选框的工作放入神经网络中，降低了计算量和耗时。以前使用选择性搜索算法所做的工作交给了区域建议网络（RPN），该网络与检测网络共享全图像的卷积特征，通过在测试时共享卷积，计算区域提议的边际成本很小。RPN 可以同时在任意位置预测目标边界和目标分数，经过端到端的训练，可以生成高质量的区域建议。Faster R-CNN 由两个模块组成：RPN 候选框提取模块和 Fast R-CNN 检测模块。Faster R-CNN 将特征提取、候选区域提取、边界框回归和分类全部整合到了一个网络，可显著提升检测速度。Faster R-CNN 具体执行步骤如下（图 6-11）：首先通过使用一组基础的卷积层对输入图像进行特征图提取操作；接着在 RPN 中生成候选区域，然后使用 softmax 判断锚点是否属于目标区域，再利用边界框回归对生成的候选区域进行优化；随后 ROI 池化层从输入的特征图和候选区域中提取出目标

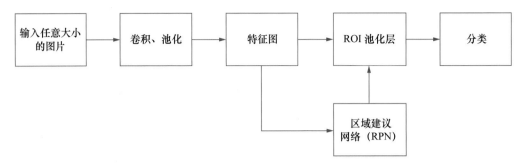

图 6-11　Faster R-CNN 结构图

区域的特征图；最后在计算目标区域的类别时利用了 ROI 池化层输出的目标区域特征图，计算的同时进行边界框回归，使得生成的检测框位置更加精准。

　　表 6-2 是 R-CNN、Fast R-CNN、Faster R-CNN 生成每张图片候选区域的时间和识别精度的对比，可以看出 Faster R-CNN 在不影响检测精度的前提下速度取得了飞跃式的提升。

表 6-2　R-CNN、Fast R-CNN 和 Faster R-CNN 对比

	R-CNN	Fast R-CNN	Faster R-CNN
生成候选区域耗时	50 s	2 s	0.2 s
速度提升	1 倍	25 倍	250 倍
平均准确率	66%	66.9%	66.9%

　　Faster R-CNN 的创新之处在于区域建议网络（RPN）的使用。在提取目标候选框方面，区域建议网络代替了常规的穷举搜索或选择性搜索算法。区域建议网络的引入，在保证整体算法的检测精度不下降的前提下，使算法的运行速度得到了大大提升（图 6-12）。

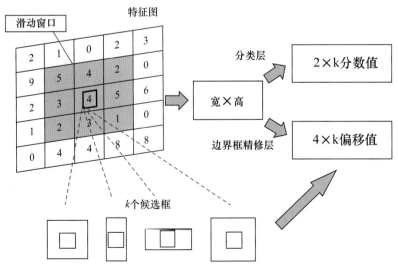

图 6-12　区域建议网络结构图

区域建议网络是一种全卷积网络，其输入来源于主干网络生成的特征图。在图 6-12 中，表现出滑动窗口卷积核在进行某一次特定位置卷积操作时的情形。区域建议网络引入了候选框的概念，这些候选框是预先设定的、具有固定尺寸的边界框，它们作为初步预测目标位置的基准。具体来说，如果区域建议网络输入的特征图宽度为 W、高度为 H，那么产生的候选框总数将是 $W \times H \times k$ 个。这里的 k 代表在每个滑动窗口位置所定义的候选框数量。k 的值可以根据待检测目标在图像中可能出现的尺寸变化和宽高比来灵活设定。在 Faster R-CNN 的原始论文中，k 被设定为 9，这意味着系统为每个位置定义了 3 种不同的尺度以及 3 种不同的宽高比组合，从而产生 9 个候选框。值得注意的是，尽管这些候选框是基于卷积特征图来界定的，但每个候选框的实际边界框坐标都是相对于原始输入图像进行计算的。

区域建议网络第一层卷积层后接的是两个并行的卷积核大小为 1×1 的卷积层，分别是图 6-12 中的分类层和边界框精修层。对于分类层，每个候选框输出 2 个预测值，分别是该候选框是背景而非目标的分数值和该候选框是目标的分数值。对于边界框精修层，每个候选框输出 4 个预测值，分别是边界框中心坐标 (X, Y) 的相对偏移和边界框宽高的相对偏移，总计四个偏移量，有了原始候选框边界框坐标和相应的偏移量，就可以得到区域建议网络预测的目标边界框坐标。区域建议网络的输出是一系列可能存在被检测目标的区域建议框，并不区分目标的类别，所以还需要对建议框内包含的对象进行分类。区域建议框的位置映射到 ROI 的特征图。由于这些 ROI 的大小不尽相同，所以必须经过池化层得到固定尺寸的特征图，才能作为后续网络的输入。后续网络主要由全连接层组成，最终完成目标的分类和边界框的进一步精修。

（4）YOLO：YOLO 的检测思想与 R-CNN 系列的检测思想不同，它将目标检测作为回归问题，从空间上分割边界框和相关的类别概率。与基于分类器的方法不同，YOLO 直接在对应检测性能的损失函数上训练，并且整个模型联合训练。YOLO 的结构非常简单，它是一个单阶段的检测方法，直接使用一个 CNN 就可以同时预测边界框的位置和类别，并且只需将图片输入网络中即可得到最终的检测结果，速度非常快，可以实现视频的实时检测，同时 YOLO 可以学习到高度泛化的特征，可以迁移到其他领域。YOLO 直接使用一个 CNN 来实现整个检测过程。其中，卷积层用来提取特征，全连接层用来进行分类和预测。整个网络包括 24 个卷积层和 2 个全连接层，其中卷积层的前 20 层是修改后的 GoogLeNet。GoogLeNet 是谷歌公司推出的基于 Inception 模块的 DNN 模型，在 2014 年的 ImageNet 竞赛中曾夺得冠军。虽然 YOLO 简化了整个目标检测的过程，大幅度提升了检测速度，在英伟达 Titan X 的 GPU 上能够达到 45 帧 / 秒的速度，但是 YOLO 存在一些缺陷：特征图上每个网格只预测一个物体，容易造成漏检，YOLO 在精度上的表现较为不足，尤其是需要精准定位一些小目标的时候。

（5）SSD：SSD 方法以前馈卷积网络为基础，输出大小一致的边框集合以及目标类别的识别分数结果。随后，通过非极大值抑制的技术，SSD 从众多候选中筛选出最终的检测结果。SSD 和 YOLO 都是使用一个 CNN 进行检测，但两者的关键差异在于 SSD 在检测流程中融入了多尺度的特征图分析。SSD 的核心设计理念可以精炼为以下三方面。

①多尺度特征图检测：该方法在 VGGNet 网络的末端创新性地增设一系列尺寸逐渐缩

小的卷积特征层。这一设计允许该方法在不同尺度的特征映射上，分别进行预测生成。通过独立地考虑不同的长宽比，该方法能够获得多个尺度下的检测结果，从而综合考虑以显著提升检测的精确度。值得一提的是，这些功能使得即使是低分辨率的输入图像，也能轻松实现端到端的训练流程，并输出高精度的预测结果。

②利用卷积进行检测：与 YOLO 在最后阶段采用全连接层不同，SSD 在处理尺寸多样的特征图提取结果时，选择的是卷积的方式。具体来说，该方法为每个新增的特征层配置了同一组卷积，以生成一组固定的预测结果。针对尺寸为 $a \times b \times c$ 的特征图，用 $3 \times 3 \times c$ 大小的卷积核进行卷积操作，会输出每个位置的类别预测分数或是边框回归的偏移量。在特征图上，每一个使用了卷积核卷积运算的位置（共 $a \times b$ 个），都会输出一个这样的预测值。

③设置默认框：在 YOLO 中，生成的边框预测主要基于预测单元的固定形状，这往往与真实目标的形状存在较大差异，因此网络需要在训练过程中逐渐调整以适应真实目标。相比之下，SSD 采用了一种与 Faster R-CNN 中的锚点机制相似的默认框策略。该方法在每个单元中预设了多尺度、不同宽高比的默认框。在边框预测时，这些默认框作为基准，有效降低了训练的复杂度。对于特征图上的每个单元格，该方法会预测相对于该单元格中默认框的偏移量，以及各个类别的置信度分数，这些分数反映了相应框内存在各类目标的可能性。

总的来说，SSD 是一种高效的多类别单步检测器，在保证了精度的同时，又提高了检测速度，目标检测速度较 YOLO 和 Faster R-CNN 更快，可以达到实时检测的要求。在英伟达 Titan X 上，SSD 在 PASCAL VOC-2007 数据集上的 mAP 值为 74.3%，检测速度为 59帧/秒，但其对小目标，尤其是密集小目标的检测效果不好，而且有时检测结果中会出现重叠框。

第三节　人工智能医学影像目标检测的应用

一、深度学习在肺结节检测的应用

肺癌的发病率和死亡率在所有癌症中位居前列，和其他恶性肿瘤相比，很多肺癌患者在病症初期阶段都没有特异性的临床症状，当患者出现明显临床症状时大多已是晚期，失去了最佳的治疗时机。美国癌症协会的研究报告表明，当前肺癌患者 5 年生存率只有不到17%，如果患者能够得到及早的检测和治疗，可以将 5 年生存率提高到 55% 以上。因此，肺癌的早期精准检测和诊断能够使患者得到及时临床干预，有效提高患者的生存率。医学影像上绝大多数肺癌的早期病变主要表现为肺结节，因此更早、更准确地检测到肺结节，便能更早地帮助临床医生诊断肺结节情况，肺结节的正确检测对于肺癌的早期诊断和治疗具有重大作用和意义。

如何通过医学影像处理辅助肺癌的早期精准诊断，一直以来都是医学界关注的重点问题。近年来，国内很多研究机构和学者对肺结节的检测技术相继开展了研究，在这方面做了很多重要工作。传统的肺结节检测方法主要通过手工设置特征和描述符。近几年，由于深度学习技术在计算机视觉领域和图像处理方向的应用非常成功，以及大量肺部 CT 数据的标注和公开，很多研究者也利用深度学习来开展肺结节检测的研究工作。

借鉴自然图像目标检测的方法，使用原始三维肺部 CT 作为输入会耗费较大的计算成本；将相邻的三个肺部 CT 层面合并成一张二维图像，然后使用改进的 Faster R-CNN 网络结构对该二维图像进行目标检测，使用 VGGNet 作为特征提取网络，在 RPN 结构中改用了反卷积结构来生成候选区域。RPN 结构中添加的反卷积层使网络具有更加细粒度的特征，与原始 Faster R-CNN 网络结构相比可获得更好的检测结果。将检测到的结节结果映射到原肺部 CT 图像，取相应切块，使用三维卷积降低肺结节的假阳性。Khosravan 等提出了一种名为 S4ND（Single-Shot Single-Scale Lung Nodule Detection）模型，使用密集卷积网络 DenseNet 作为主体结构，通过层与层之间的密集连接实现特征重用。S4ND 将 8 个肺部 CT 层面合并作为输入，经过 FCN 之后，输出对应原图像空间区域的肺结节概率密度图。与候选区域网络结构不同，因为网络的输入是整个肺部 CT 图像，所以可捕获 CT 图像全局的纹理信息。类似的，Dou 等也是将肺部 CT 图像输入 FCN，网络输出肺结节概率密度图，对应原图像空间区域的网格。对于高概率的区域再通过切块输入到卷积网络进行类别和位置的细分。网络里还采取了困难样本挖掘方法，困难样本相对其他样本通过网络预测会得出更高的损失分数，所以可以在每次训练过程中，在前向网络传输流程中根据这个判别方法在线提取困难样本，进行多次训练，提高对困难样本的检测能力。

肺结节在三维空间上的形态差异较大，单个肺结节在各个视角下也不同，如果能利用这些特征信息，便能提高对于肺结节的检测能力，于是很多研究直接在三维结构的肺部 CT 图像上使用三维卷积网络提取特征。Liao 等将肺部 CT 图像切块输入，然后使用三维卷积提取 CT 图像特征。整个网络使用了三维卷积的类 U-Net 结构，可以捕获到图像的多尺度信息，有利于不同尺寸结节的检测。网络最后输出使用了类 RPN 结构，直接输出肺结节的位置信息和概率。类似的，Tang 等在类 U-Net 结构的基础上使用了 ResNet 结构，避免了网络过深造成的梯度消失（图 6-13）。Zhu 等提出了 DeepLung 网络，在类 U-Net 结构的基础上，使用了简单高效且高度模块化的双路网络，双路网络同时具有

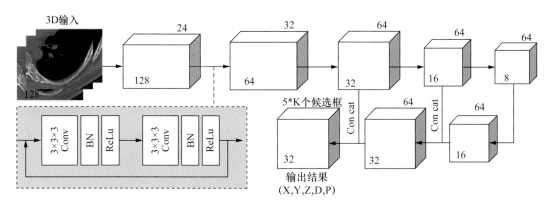

图 6-13　基于 U-Net 和 ResNet 的检测模型

ResNet 的防止梯度消失和 DenseNet 的特征重用的优点，以更少的参数获得了比之前使用 ResNet 更好的检测效果。通过检测网络之后，还使用梯度提升树算法减少肺结节的假阳性结果。

为了提取到肺结节更加有效的特征，也有很多研究对主干特征提取网络进行了改进。Tang 等提出了 NoduleNet 网络，该网络将肺结节检测、假阳性减少和结节语义分割三个任务共享同一特征提取网络，整个网络以多任务端到端的方式进行训练。这不同于单独处理每一个任务，需要训练多个 DNN 而造成资源和时间的浪费。多任务的训练还使得彼此之间有信息流的传递，让网络学习到更加内在的特征表示，即结节的分割掩模可以为神经网络学习区分检测特征提供强有力的指导，从而提高结节检测的性能。Liu 等提出了 3DFPN-HS（3D feature pyramid network based high sensitivity）模型，借鉴自然图像目标检测 FPN 网络结构，将二维卷积改成三维卷积，不同层面特征融合改用密集连接，不同尺寸的层面之间通过池化和反卷积实现尺寸统一。通过多尺度结构，提高了对小结节和尺度分布比较大的肺结节的检测能力。另外，一些外观形态表现与肺部 CT 图像中的结节相似的正常组织，常会被网络错误地判断为结节，导致检测结果假阳性增高。为了解决这个问题，3DFPN-HS 借鉴视频动作检测算法中的帧间差，计算切片之间对应位置像素的差值，如果真实结节会有类圆形状，而假阳性组织会有类直线形状，将计算的该特征输入辅助网络学习判断真假肺结节。Liu 等提出了一种肺结节方向特征自监督学习的方法，将肺部 CT 图像旋转不同的方向并标记，然后输入到卷积网络中进行方向的分类学习。通过分类学习到的网络参数权重，作为肺结节检测特征提取的预训练模型参数，该方法在多个公开数据集上对性能和稳健性进行了评估，能够达到 90.6% 的灵敏度。

二、深度学习在乳腺肿瘤检测的应用

据国际癌症研究机构的数据统计，全球女性中乳腺癌的发病率和死亡率分别为 24.5% 和 15.5%。我国女性乳腺癌每年新增的患者数约为 30.4 万，占全国女性癌症新增患者总数的 45.29%，在女性所患癌症中发病率最高，且有逐年上升趋势。早期发现乳腺癌，能为患者提供更多的治疗方案，提高乳腺癌患者的生存率。目前，诊断乳腺癌的影像手段主要包括：乳腺钼靶摄影、US 成像、MRI、CT 和红外扫描等。每一种成像技术所拍摄的图像都多至几十幅或上百幅，医生从大量的图像中去筛查信息需要耗费大量的时间和精力，根据若干个乳腺图像来判断乳腺的密度更是十分困难的工作，如何帮助医生减轻工作量并提高诊断准确率是目前需要解决的问题。

近年来，深度学习在各个领域大放异彩，展现出明显优势，于是许多研究人员将深度学习应用到乳腺癌诊断过程中。2015 年，Dhungel 等开发了一种利用深度学习和随机森林级联检测乳腺 X 线图像可疑区域的算法，该算法采用多尺度深度置信网络获得潜在的可疑区域，采用 CNN 保留其中的正确候选区域；应用随机森林级联策略减少被检测区域的假阳性，该方法取得了 96% 的真阳性率（图 6-14）。

2016 年，Arevalo 等开发了一个 CNN 框架来处理乳腺 X 线图像的肿块病变，该算法与基于梯度方向直方图和梯度散度直方图方法的结果相对比来研究 CNN 模型的性能，

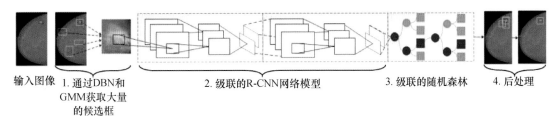

输入图像　1. 通过DBN和　　　2. 级联的R-CNN网络模型　　　3. 级联的随机森林　　4. 后处理
　　　　　GMM获取大量
　　　　　的候选框

图 6-14　基于深度学习和随机森林级联的检测模型

实验结果表明该方法从乳腺 X 线图像中检测到肿块病变的 AUC 可达到 0.86。2017 年，Carneiro 等开发了一种自动深度学习模型，探索基于双视图的乳腺钼靶 X 线图像病灶检测算法，其中每幅乳腺图像的两种视图及其病灶分割图（肿块和钙化点）被输入到 CNN 模型中，该模型可以视为一种全自动的技术，鉴别肿块和钙化点的 AUC 分别为 0.9 和 0.7。2018 年，Al-masni 等提出了一种新的乳腺肿块检测与分类方法，该方法采用了一种新颖的局部神经网络 YOLO，该 YOLO 模型提供了一个强大的功能，即可以同时学习 ROI 和背景区域，且该模型可以在单一的框架下同时实现乳腺肿块的检测和分类，在两个不同的数据集上整体准确率分别为 99.7% 和 97.0%，该方法结构相对简单，避免了繁冗的预处理过程，而且无须人工干预，是一种深度学习框架下全自动的乳腺癌辅助诊断方法。

三、深度学习在医学影像检测其他方面的应用

深度学习除了应用于肺结节及乳腺病灶检测之外，在医学影像检测其他领域也有着广泛应用。US 视频包含复杂解剖结构的标准平面，这对自动定位仍然是个挑战性问题，Chen 等提出一种基于 TL 的方法定位 US 视频中的胎儿腹部标准平面，该方法通过构建域转移深卷积神经网络，先从大型自然图像数据库中训练浅层卷积层的参数，然后通过 TL 策略转移到 US 视频的定位任务中，实验结果表明该方法的精确率和召回率分别为 0.904、0.995。

股骨远端骨骺上解剖标记的精确定位对膝关节手术规划和生物力学分析非常重要，Yang 等提出了一种自动定位方法来确定三维 MRI 图像中股骨表面初始几何标记位置。基于 CNN 分类器和形状统计的结果，使用窄带图割进行优化来获得股骨表面三维分割。最后，根据表面网格的几何映射，将标记定位于股骨。

脑微出血（cerebral microbleed，CMB）是一种亚临床的微小血管病变导致的含铁血黄素沉积，被认为是许多脑血管疾病和认知功能障碍的重要诊断性生物标志物。目前临床常规中，放射科医生手动标记 CMB，但这种方法费时费力且容易出错。Dou 等提出了一种利用三维 CNN 从 MRI 图像中检测 CMB 的新颖自动方法，该方法可以充分利用 MRI 体积中空间环境信息，来提取更具代表性的 CMB 高级特征，从而获得更好的检测准确性。作者首先利用 3D FCN 策略来检索 CMB 高概率的候选 CMB，然后应用训练好的 3D CNN 判别模型来区分候选 CMB。与传统的滑动窗口策略相比，3D FCN 策略可以消除大量的冗余计算，大大加快检测过程。作者构建了一个包含 320 例的大型 MRI 数据集，并进行了

大量实验来验证所提出的方法，该方法获得了 93.16% 的高灵敏度。

糖尿病微血管病可能导致糖尿病视网膜病变，是最常见的致盲性眼底疾病。王嘉良等提出一种基于区域 FCN 算法的糖尿病眼底病变自动诊断系统，可以对任意尺寸输入的图像进行处理，其对微血管瘤的检测精度为 0.84，眼底出血的检测精度为 0.92。Shenavarmasouleh 等通过基于掩模和区域的 CNN 实现了视网膜硬性渗出物和微动脉瘤的自动定位，模型的主干网络为 101 层 ResNet（ResNet-101），权重参数经过 TL 进行了初始化，模型在测试集的检测精度 mAP 为 0.45。

四、深度学习在医学影像检测的应用实例

随着人工智能算法在医学影像目标检测中的不断改进，目前已用于不同病变的目标检测，下面以基于 Faster R-CNN 的肺结节检测为实例介绍人工智能在其领域中的应用。

1. Faster R-CNN 介绍

Faster R-CNN 是典型的两步式目标检测算法，第一步生成所有可能存在目标的区域建议框，第二步对区域建议框内的目标进行分类并对目标位置进行精修。Faster R-CNN 算法的整体框图（图 6-15），第一部分是主干网络，第二部分则是区域建议网络。主干网络主要负责对输入图片进行特征提取，由卷积层和池化层组合而成。区域建议网络主要负责生成可能存在被检测目标的区域建议框，输入图片先送入主干网络进行特征提取，经过主干网络特征提取后得到的特征图送入区域建议网络，生成所有可能存在被检测目标的区域建议框。

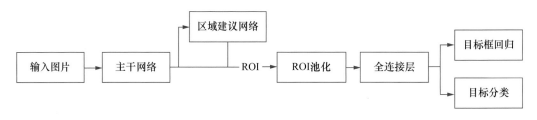

图 6-15　Faster R-CNN 整体框架

Faster R-CNN 所采用的多任务损失函数的数学表达式如下：

$$L(\{p_i\}, \{t_i\}) = \frac{1}{N_{cls}}\sum_i L_{cls}(p_i, p_i^*) + \gamma \frac{1}{N_{reg}}\sum_i p_i^* L_{reg}(t_i, t_i^*) \qquad （公式 6-15）$$

上式中下标 i 是建议框的索引号，p_i 是建议框 i 内含目标对应不同类别的预测概率，p_i^* 是相应的真实类别。t_i 是代表建议框坐标的四维向量，而 t_i^* 是代表真实检测框坐标的四维向量。分类损失函数 L_{cls} 定义为：

$$L_{cls}(p_i, p_i^*) = -\log[p_i^* p_i + (1-p_i^*)(1-p_i)] \qquad （公式 6-16）$$

建议框回归损失函数 L_{reg} 定义为：

$$L_{reg} = R\,(\,t_i,\ -t_i^*\,) \qquad\qquad (\text{公式 6-17})$$

其中 R 是鲁棒的损失函数 $smooth_{L1}$，定义为：

$$smooth_{L1}\,(\,x\,) = \begin{cases} 0.5x^2 & if\,|x|<1 \\ |x|-0.5 & otherwise \end{cases} \qquad (\text{公式 6-18})$$

2. 实验结果及对比

（1）实验数据：本次实验数据来源于天池医疗 AI 大赛肺结节数据集，根据数据集给出的肺结节位置信息生成肺结节坐标标签文件，并经过人工检错调整，数据集中总共包含 1899 幅含有肺结节（半径 3 mm 以上）的 CT 数据，首先使用阈值方法将肺器官进行分割，并按照 4：1 的比例随机划分成训练集与测试集，其中训练集共 1519 幅，测试集共 380 幅。

（2）实验结果及对比：目标检测任务常用的技术评价指标是 mAP，该项指标总共求了两次均值。第一次求平均的对象是同类别的不同样本的预测精度，从而得到 AP。第二次求平均的对象是不同类别的 AP，得到 mAP。由于本实验的被检测目标只有一类，即肺结节，故所用的技术评价指标是 AP。具体的方法是，先根据测试集中所有样本的预测置信度将预测结果进行排序，然后通过设置一系列的置信度阈值来得到一系列的精确率和召回率的指标对，最后利用这些指标对画出 PR 曲线，而 AP 值就是这个曲线下的面积，获取不同类别的 AP 值，再根据类别数求平均就是 mAP。

实验中的超参数设置如下：采用 MBGD 梯度下降算法，$momentum=0.9$，$weight decay=0.0005$，$learning\_rate=0.001$，$batch\_size=4$，$epoch=100$，区域建议网络中候选框采用默认参数即 $base\_size=16$，$anchor\_scales=$（8，16，32），使用 VGG-16、ResNet-50、ResNet-101、YOLO 三种不同的主干网络结构分别做了验证实验，在实验过程中使用相同的测试集对训练后得到的三个算法模型进行测试，使用 AP 作为评价指标，同时给出了每个模型在实验机器上的检测性能，用平均检测帧率来表示（表 6-3）。

表 6-3　不同主干网络实验对比

主干网络	AP	平均检测帧率
VGG-16	0.763	5.6 fps
ResNet-50	0.816	5.1 fps
ResNet-101	0.853	4.8 fps
YOLO	0.697	17.2 fps

通过上表中的实验结果可知，将 ResNet 作为 Faster R-CNN 的主干网络得到的肺结节检测效果最好，相应的检测结果见图 6-16。

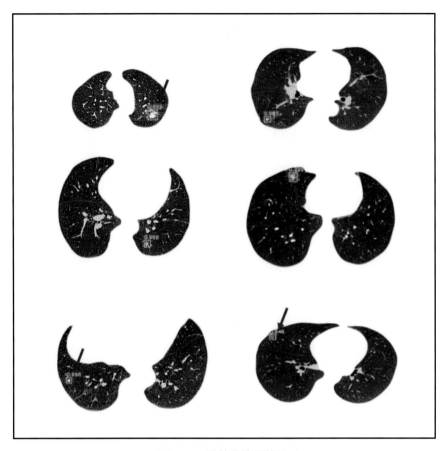

图 6-16 肺结节检测结果

参考文献

[1] 杨露菁，吉文阳，郝卓楠，等．智能图像处理及应用［M］．北京：中国铁道出版社，2019：111-140.

[2] Liu L，Ou Y，Wan L，et al. Deep learning for generic object detection：A survey［J］．International Journal of Computer Vision，2020，128（2），261-318.

[3] Gao Y Q，Mosalam K M. Deep transfer learning for image-based structural damage recognition［J］．Computer-aided civil and infrastructure engineering，2018，33（9）：748-768.

[4] Girshick R，Donahue J，Darrell T，et al. Rich feature hierarchies for accurate object detection and semantic segmentation［C］//IEEE Computer Society. IEEE Conference on Computer Vision and Pattern Recognition，2014：580-587.

[5] He K M，Zhang X Y，Ren S Q，et al. Spatial pyramid pooling in deep convolutional networks for visual recognition［J］．IEEE Transactions on Pattern Analysis and Machine Intelligence，2015，37（9）：1904-1916.

[6] Xu X Y，Zhao M，Shi P X，et al. Crack detection and comparison study based on Faster R-CNN and mask R-CNN［J］．Sensors，2022，22（3）：1215.

[7] Ren S，He K，Girshick R，et al. Faster R-CNN：Towards real-time object detection with region proposal networks［J］．IEEE Transactions on Pattern Analysis & Machine Intelligence，2017，39（6）：1137-1149.

[8] Redmon J，Divvala S，Girshick R，et al. You only look once：Unified，real-time object detection［C］

//2016 IEEE Conference on Computer Vision & Pattern Recognition. Las Vegas，NV，USA，2016.

［9］Wei L，Dragomir A，Dumitru E，et al. SSD：Single shot multi-box detector［C］//European Conference on Computer Vision，2016：21-37.

［10］Zhang J，Xie Y，Pang G，et al. Viral pneumonia screening on chest x-rays using confidence-aware anomaly detection［J］. IEEE Trans Med Imaging，2021，40（3）：879-890.

［11］Gulshan V，Peng L，Coram M，et al. Development and validation of a deep learning algorithm for detection of diabetic retinopathy in retinal fundus photographs［J］. JAMA，2016，316（22）：2402-2410.

［12］Rajpurkar P，Irvin J，Ball R L，et al. Deep learning for chest radiograph diagnosis：A retrospective comparison of the CheXNeXt algorithm to practicing radiologists［J］. PLoS medicine，2018，15（11）：e1002686.

［13］Chen H，Qi Y，Yin Y，et al. MMFNet：A multi-modality MRI fusion network for segmentation of nasopharyngeal carcinoma［J］. Neurocomputing，2020，394：27-40.

［14］Tan M，Chen B，Pang R，et al. Mnasnet：Platform-aware neural architecture search for mobile［C］//Proceedings of the IEEE/CVF Conference on Computer Vision and Pattern Recognition，2019：2820-2828.

［15］Xu K，Jiang H，Tang W. A new object detection algorithm based on YOLOv3 for lung nodules［C］//Proceedings of the 2020 6th International Conference on Computing and Artificial Intelligence，2020：233-239.

［16］He K，Zhang X，Ren S，et al. Spatial pyramid pooling in deep convolutional networks for visual recognition［J］. Pattern Analysis & Machine Intelligence IEEE Transactions on，2015，37（9）：1904-1916.

［17］Khosravan N，Bagci U. S4ND：single-shot single-scale lung nodule detection［C］//International Conference on Medical Image Computing and Computer-Assisted Intervention. Springer，Cham，2018：794-802.

［18］Dou Q，Chen H，Jin Y，et al. Automated pulmonary nodule detection via 3D convnets with online sample filtering and hybrid-loss residual learning［C］//International Conference on Medical Image Computing and Computer-Assisted Intervention. Springer，Cham，2017：630-638.

［19］Liao F，Liang M，Li Z，et al. Evaluate the malignancy of pulmonary nodules using the 3-D deep leaky noisy-or network［J］. IEEE transactions on neural networks and learning systems，2019，30（11）：3484-3495.

［20］Tang H，Kim D R，Xie X. Automated pulmonary nodule detection using 3D deep convolutional neural networks［C］//2018 IEEE 15th International Symposium on Biomedical Imaging（ISBI 2018）. IEEE，2018：523-526.

［21］Zhu W，Liu C，Fan W，et al. Deeplung：Deep 3D dual path nets for automated pulmonary nodule detection and classification［C］//2018 IEEE Winter Conference on Applications of Computer Vision（WACV）. IEEE，2018：673-681.

［22］Tang H，Zhang C，Xie X. NoduleNet：Decoupled false positive reduction for pulmonary nodule detection and segmentation［C］//International Conference on Medical Image Computing and Computer-Assisted Intervention. Springer，Cham，2019：266-274.

［23］Liu J，Cao L，Akin O，et al. 3DFPN-HS：3D feature pyramid network based high sensitivity and specificity pulmonary nodule detection［C］//International Conference on Medical Image Computing and Computer-Assisted Intervention. Springer，Cham，2019：513-521

［24］Sung H，Ferlay J，Siegel R L，et al. Global Cancer Statistics 2020：GLOBOCAN estimates of incidence and mortality worldwide for 36 cancers in 185 countries［J］. CA：a cancer journal for clinicians，2021，71（3）：209-249.

［25］郑荣寿，孙可欣，张思维，等. 2015 年中国恶性肿瘤流行情况分析［J］. 中华肿瘤杂志，2019，1：19-28.

［26］Dhungel N，Carneiro G，Bradley A P. Automated mass detection in mammograms using cascaded deep learning and random forests［C］// 2015 International Conference on Digital Image Computing：Techniques and Applications（DICTA）. Adelaide，SA，Australia，2015：1-8.

［27］Arevalo J，Fabio A，González A，et al. Representation learning for mammography mass lesion classification with convolutional neural networks［J］. Computer Methods and Programs in Biomedicine，2016，127：248-257.

［28］Carneiro G，Nascimento J，Bradley A P. Automated analysis of unregistered multi-view mammograms with deep learning［J］. IEEE transactions on medical imaging，2017，36（11）：2355-2365.

［29］Al-masni M A，Al-antari M A，Park J M，et al. Simultaneous detection and classification of breast masses in digital mammograms via a deep learning YOLO-based CAD system［J］. Computer methods and programs in biomedicine，2018，157：85-94.

［30］Chen H，Ni D，Qin J，et al. Standard plane localization in fetal ultrasound via domain transferred deep neural networks［J］. IEEE Journal of Biomedical and Health Informatics，2015：19（5），1627–1636.

［31］Yang D，Zhang S，Yan Z，et al. Automated anatomical landmark detection on distal femur surface using convolutional neural network［C］//2015 IEEE 12th International Symposium on Biomedical Imaging（ISBI）. Brooklyn，NY，USA，2015：17-21.

［32］Dou Q，Chen H，Lequan Y U，et al. Automatic detection of cerebral microbleeds from MR images via 3D convolutional neural networks［J］. IEEE Transactions on Medical Imaging，2016，35（5）：1182-1195.

［33］王嘉良，罗健旭，刘斌，等. 基于 R-FCN 算法的糖尿病眼底病变自动诊断［J］. 计算机工程与应用，2020，56（4）：6.

［34］Shenavarmasouleh F，Mohammadi F G，Amini M H，et al. DRDr II：Detecting the severity level of diabetic retinopathy using mask R-CNN and transfer learning［C］//2020 International Conference on Computational Science and Computational Intelligence（CSCI）. Las Vegas，NV，USA，2020：788-792.

［35］Krizhevsky A，Sutskever I，Hinton G. ImageNet classification with deep convolutional neural networks［J］. Advances in Neural Information Processing Systems，2012，25（2）：1097-1105.

［36］Sermanet P，Eigen D，Zhang X，et al. Overfeat：Integrated recognition，localization and detection using convolutional networks［J］. arXiv，2014：1312. 6229.

［37］Girshick R，Donahue J，Darrell T，et al. Region-Based convolutional networks for accurate object detection and segmentation［J］. IEEE Transactions on Pattern Analysis & Machine Intelligence，2015，38（1）：142-158.

（本章作者：李枫琦　石峰　孙洪赞）

7

第七章

人工智能医学影像的目标分割

医学图像分割是医学影像处理与分析领域的重要步骤，其目的是分割医学图像中具有临床意义的部分，并提取相关特征，为诊断和鉴别诊断以及科学研究提供可靠依据，辅助医生做出更为准确的临床诊断。由于医学图像的复杂性，在分割过程中需要解决图像不均质和个体差异等问题，一般的图像分割方法难以直接应用于医学图像分割。目前，医学图像分割仍在从手动分割或半自动分割向全自动分割发展。

第一节　医学影像分割概述

一、医学影像分割

1. 医学影像分割的概念及意义

图像分割是根据一定准则将图像分成若干个特定的、具有独特性质的区域，并提取出感兴趣目标的过程。图像分割技术是图像分析的关键步骤，是获得医学影像 ROI 的定量信息不可缺少的步骤，也是医学影像可视化的预处理步骤和前提。分割后的医学图像被广泛应用于各种场景，如组织体积测量、病变组织的定位、解剖结构的学习、定量分析、图像部分容积效应的校正、特征提取和辅助诊断，以及制订治疗计划和计算机指导手术等。随着现代医学科学技术和计算机科学技术的不断发展，医学影像分割也逐渐成为国内外学者的研究热点。

2. 医学影像分割的分类

（1）基于阈值的图像分割：图像中每个区域都是由许多灰度近似的像素组成，物体和背景以及不同物体间的灰度级有明显差别，这种差别将在图像的灰度直方图中呈现明显的峰值，分别与不同的灰度级范围相对应。选择适当的阈值，即可以对图像进行分割。此类分割方法可具体分为以下三类。①全局阈值法：通过设定一个全局阈值，将图像像素分为前景和背景两类；②多阈值法：使用多个阈值将图像分割为多个区域，适用于具有多个灰度级别的图像；③自适应阈值法：根据图像的局部特性动态地计算阈值，可更好地处理信号不均或背景变化的图像。

（2）基于区域的图像分割：基于相似性原理，将具有同一灰度级或相同结构的像素聚集在一起，形成图像中的不同区域，通常也称为基于区域相关的分割技术。此类分割方法可具体分为以下三类。①区域生长法：从种子点出发，根据像素间的相似性逐步合并像素，形成区域；②分裂合并法：先对图像进行初步分割，再根据区域间相似性进行分裂或合并；③基于聚类的分割：利用聚类算法对像素进行聚类，实现区域分割。

（3）基于边缘的图像分割：基于不连续性原理，检测出物体的边缘，将图像或景物分成不同的区域，通常也称为基于点相关的分割技术。此类分割方法可具体分为以下三类。①边缘检测算子：利用 Sobel、Canny 等边缘检测算子提取图像边缘信息；②边缘跟踪法：从某一边缘点出发，按照一定规则跟踪边缘，形成闭合轮廓；③基于动态规划的边缘检测：将边缘检测问题转化为动态规划问题，实现全局最优的边缘检测。

（4）基于特定理论的图像分割：此类分割方法可具体分为以下三类。①基于图论的分割方法：将图像映射为图模型，利用图论中的最小割、归一化割等方法进行分割；②基于水平集的分割方法：利用水平集函数表示图像轮廓，通过求解偏微分方程实现轮廓演化与分割；③利用深度学习模型提取图像特征并进行像素级分类，实现端到端的图像分割。

3. 分割的优化方法

综合利用图像的灰度、纹理、形状等特征进行图像分割，结合多种特征可以提高分割的准确性；利用深度学习模型强大的特征提取能力，实现更精确的图像分割；结合领域知识或先验信息指导图像分割过程，可提高分割的准确性和效率。

4. 医学影像分割方法的评估

医学影像分割方法的客观评估具有重要意义，因为分割的准确度直接关系到临床诊疗的效果。目前，尚无评估分割结果优劣的客观评判标准。对分割方法进行评价的一般做法是将计算机的分割结果与实际结果相比较，这对实际结果已知的情况是没有问题的，但通常图像实际结果往往是未知的，这时只能将人工分割的结果作为实际结果来与计算机的分割结果比较，这种做法的问题是不同的操作人员对同一幅图像的分割结果往往存在差异。一种比较好的做法是同时获得多位人员的手工分割结果，再比较计算机的分割结果是否与这些手工分割结果一致。目前，为促进分割方法的评估和开发，医学影像分割领域已出现了一些标准数据集，如 Harvard-Ophthalmology-AI-Lab 团队提出了第一个用于医学分割的公平性数据集，名为 Harvard-FairSeg。

二、医学影像分割面临的挑战

自然图像分割在对多个类别进行分割时，往往更重视像素点的多分类信息，对分割细节要求不高。医学图像是区别于常规图像的一类特殊图像。对医学影像分割而言，一般不需要进行多分类，只需要进行病灶或器官的区分即可，但对分割算法结果的准确性和稳定性有着很高要求，不正确或是不稳定的分割将直接影响后续的辅助诊断和治疗。然而，医学图像本身极易受到成像设备、受检者自身等因素的干扰，如固有噪声、磁场偏移、金属伪影、器官运动和注射对比剂等，这些因素可导致部分医学图像中感兴趣组织对比度下降，边缘不均匀或模糊。因此，医学图像的精确分割是一项具有挑战性的任务，目前主要存在以下几个难点。

1. 标注数据少

该问题的一个重要原因是收集高质量的标注数据十分困难。手工标注医学图像是一个费时费力的复杂过程，标注质量的好坏在很大程度上取决于标注专家个人的临床经验、花费的时间和使用的标注工具。另外，不同医院的仪器设备和具体扫描协议差异较大，不同医院的临床数据集未经过处理并不能通用。这些问题也增加了标注数据的复杂性，使得高质量医学图像标注的数据量受到限制。

2. 医学图像标注误差大

医学图像上的病变形态高度异质化，使得标注过程极大依赖于医疗专家的认知和经验，而考虑到标注医生主观标准上的不确定性和不同医生客观上的认知差异，标注过程中漏标、误标不可避免，标注的准确度也并不完全可靠。如何在有限的医疗标注资源下准确量化模型的不确定性，是当前面临的又一挑战。

3. 分割目标差异大

患者之间存在胖瘦、高矮、成年人或儿童等体型差异，且病变的大小、形状和位置也存在很大差异。不同的分割部位也存在差异，以血管和肿瘤的分割为例，分割目标体积小，而且形态不规则，因此不同模态、不同分割部位往往需要不同的算法，有时还需考虑加入先验知识。

4. 脏器或病灶图像边界对比度的影响

一方面，人体部分器官都是具有相似特征的软组织，脏器重叠区域的边界对比度比较小，导致其边界不清晰，增加了精准分割的难度，例如，肝脏分段标注过程就比较复杂，很难完成精准的分段标注。一些肿瘤病变在早期时，病灶和周围正常组织之间对比度很小，这也增加了标注的困难。另一方面，严重噪声或伪影等也可导致组织器官或者病灶边界不明显。

5. 医学图像信息更丰富

自然图像一般是二维的，医学图像绝大多数都是三维的，三维的图像分割技术远远没有二维的成熟。此外，医学图像往往存在多模态或者多序列的信息，比如 PET/CT 或者 MRI 多序列扫描，因此在设计网络时需充分考虑到各个模态或序列影像特征的提取方法，以及不同模态之间或序列之间特征信息的融合方式。

第二节 医学影像分割方法

为了克服医学图像分割面临的挑战，研究人员不断开发新方法，这些方法分为传统方法和基于深度学习的方法。前者依赖于手动设计特征完成分割任务，受限于医学图像自身特点以及对专业知识的高度依赖，在效果和应用场景上存在局限。近年随着计算机技术和人工智能的发展，基于 CNN 的方法在医学图像分割任务中表现出色，克服了传统方法对专业知识的依赖，并且具有较高的可移植性，可快速应用于不同的任务场景。此外，深度学习在医学影像领域的工程框架也不断增多，这些框架提供了高度封装的功能，包括多种预训练模型，用户只需简单配置参数即可训练特定模型，大大降低了学习成本，促进了深度学习在医学影像领域的应用和发展。

一、基于传统方法的医学影像分割

1. 基于阈值的分割

基于阈值的分割是最常见的分割方法，阈值是在分割时作为区分图像背景与目标像素的限制。对于灰度图像阈值分割就是预先确定一个处于灰度取值范围之中的阈值，然后将图像各个像素都与这个阈值比较，将大于阈值的像素和小于阈值的像素分成两大类。如果只选取一个阈值将目标和背景分离，称为单阈值分割；选取多个阈值将图像分为多个目标和背景，并对各个目标进行标记，则称为多阈值分割。

阈值分割的优点在于计算简单、运算效率高，且当目标与背景的灰度相差比较大时，分割效果显著，图 7-1 采用多阈值方法对 CT 肺部图像进行分割，分别表示：原始 CT 图像（A）、肺分割结果（B）和三维可视化图像（C）。阈值分割、分割结果的三维可视化图像，结合原始图像，可以看出 CT 肺部组织和背景灰度差异比较大，能取得较好的效果。阈值分割缺点是不适用于特征值相差较小且各个区域灰度值相互重叠的医学图像。另外，阈值分割方法仅仅考虑了医学图像的灰度信息，而忽略了医学影像的空间位置信息，容易造成过分割的现象。

2. 基于边缘的分割

基于边缘的分割方法主要依据灰度等信息在区域边界产生不连续或突变，利用空域滤波检测图像的梯度信息，以此得到目标区域的边缘像素，并将这些像素连接成一个封闭的区域，从而达到分割的目的。基于边缘的分割需要先确定分割目标的边缘像素，因此如何获得边缘信息成为分割的关键。

图像的梯度信息作为边缘提取的依据是一阶导数的幅值或二阶导数的零点信息。相邻

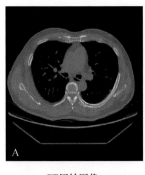 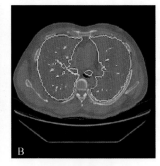 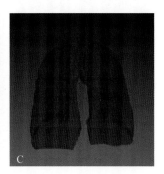

CT原始图像　　　　　　CT肺分割图像　　　　　　CT肺分割三维可视图

图 7-1　基于多阈值方法的 CT 肺部图像分割

像素点灰度变化平滑则梯度值较小，如果变化剧烈则梯度值较大。因此，可以通过图像一阶导数的幅值确定边缘的位置。常用的一阶导数边缘算子包括 Roberts 算子、Sobel 算子、Prewitt 算子等。二阶导数的符号代表像素的明暗，零点即为边缘像素点，常见的算子有拉普拉斯算子、高斯拉普拉斯算子。高斯拉普拉斯算子克服了拉普拉斯算子对噪声敏感的缺点，但是在抑制噪声的同时也可能将边缘平滑掉，导致不能检测到一些尖锐的边缘。因此不同的算子针对不同的图像边界也各有优缺点。由于图像边缘的复杂性，基于边缘的分割方法仍然存在一定困难，但将此种方法与其他方法相结合，可以提高医学图像的分割效果。

3. 基于区域的分割

图像区域分割根据事先确定的相似性准则，分割出若干特征相近或相同的像素而组成的区域，常用的区域分割方法有区域生长方法和区域分裂合并方法。区域生长方法是图像分割中非常重要的分割方法，它以区域为对象，考虑到区域内部与区域之间的异同性，尽量保持区域中像素的邻近性和一致性。区域生长方法先在 ROI 中找到一个种子点，然后将种子像素周围相邻区域与该种子像素相同或相似性质的像素合并到种子像素所在的区域中，然后将这些包括在区域内的新像素当作新的种子像素继续上述过程，直到将整个 ROI 全部包括在同一区域内，具体步骤如下。

（1）对图像设置初始的种子点像素 (x_0, y_0)。

（2）以 (x_0, y_0) 为中心，考虑 (x_0, y_0) 的 8 领域像素 (x, y)，如果 (x, y) 满足生长准则，将 (x, y) 与 (x_0, y_0) 合并，同时将 (x, y) 压入堆栈。

（3）从堆栈中取出一个像素，把它当作 (x_0, y_0)，并返回到步骤 2。

（4）当堆栈为空时，返回到步骤 1。

（5）重复以上步骤，直到图像中的每个像素点有归属，则生长结束。

区域生长方法有三个关键步骤：种子点选择、生长的准则和生长过程终止的条件。区域生长方法的优点是能分割具有相同特征的连通区域，缺点是分割效果依赖于种子点的选择和生长顺序，如种子点选择不合适，常常导致欠分割或者过分割。图 7-2 是基于区域生

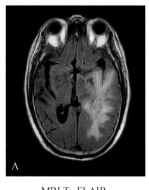
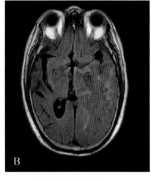

MRI T$_2$-FLAIR | MRI T$_2$-FLAIR 分割病灶 | MRI T$_2$-FLAIR 分割病灶三维图像

图 7-2 基于区域生长方法的 T$_2$-FLAIR 脑胶质瘤图像分割

长方法的 MRI T$_2$-FLAIR（fluid attenuated inversion recovery）脑胶质瘤图像分割，分别表示：带种子点的原始图像（A）、分割结果（B）和分割结果三维可视化图（C），从中可以看出基于该初始种子点可以取得较好的分割结果。

区域分割与合并旨在对图像的每个区域进行检测，如果不满足预先设定的相似度准则，就将该区域分为四小块；如满足，就将相邻的四个区域归为同一区域。对图像重复该过程，直至所有的区域都符合合并的要求则分割完成。该方法适合于灰度均匀的图像，对于灰度不均匀的图像，一般难以得到很好的结果。

4. 基于聚类的分割

聚类分割方法属于无监督分割方法，通过不断迭代，将相似特征的像素聚合，该方法考虑了图像空间位置信息。聚类技术对类内相似性和类间差异性的归属程度可以是硬聚类或模糊聚类。在硬聚类中，每个对象被分配给一个具体的类。在模糊聚类算法中，每个对象根据与几个类的关联程度被分配一个隶属度。虽然聚类分割不需要训练数据，但是需要一组对最终结果影响比较大的初始聚类中心，且计算迭代的成本较高。

常用的聚类分割方法有 K- 均值聚类、最大期望算法、分层聚类、模糊 C 均值聚类等。K- 均值聚类先对当前每一类求均值，然后按照新生成的均值对像素进行重新分类，将像素归入均值最近的类，对新生成的类再迭代执行前面的步骤。K- 均值算法属于硬聚类，K 的选取对分割效果影响大，K 值选取不当，容易造成过分割或欠分割。最大期望算法把图像中每一个像素的灰度值看作几个概率分布，按一定的比例混合，通过优化最大后验概率的目标函数，估计这几个概率分布的参数和它们之间的混合比例。分层聚类方法通过一些类别的连续合并和分裂完成，聚类过程可以用一个类似树的结构来表示。模糊 C 均值算法是以模糊集合理论为基础，对 K- 均值聚类进行推广的方法，它适合于医学图像中存在的不确定性和模糊性特点。图 7-3 是基于模糊 C 均值对乳腺钼靶图像致密性区域分割，分别表示：原始图像（A）和分割结果（B）。从分割结果可以看出，该方法能很好地处理图像模糊和噪声带来的影响。

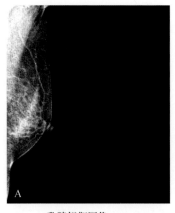
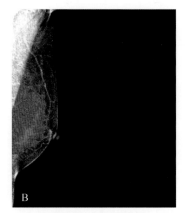

乳腺钼靶图像　　　　　采用模糊C均值对乳腺
　　　　　　　　　　　致密性区域分割结果

图 7-3　基于模糊 C 均值的乳腺钼靶图像致密性区域分割

5. 基于活动轮廓的分割

主动轮廓模型是由 Kass 等于 1987 年首次提出，主动轮廓模型是定义在图像域的曲线或曲面，通过与曲线或曲面自身相关的内力以及由图像数据定义的外力的作用下移动。内力的作用是保持模型的平滑性，外力的作用则将模型靠近待分割区域的边缘或其他感兴趣的特征。主动轮廓曲线的演化过程是将能量函数取到极小值的过程，从手工设置或设定的演化曲线的初始位置起，在能量项的驱使下产生形变，最后收敛到目标区域的边缘。主动轮廓模型分为参数的主动轮廓模型和几何的主动轮廓模型。

参数的主动轮廓模型直接以曲线或曲面的参数化形式来表达曲线或曲面的变形，这种模型通过最小化能量函数来拟合主动轮廓模型和图像数据。这种表达方式允许和模型直接交互，模型的表达紧凑利于模型的快速实时构建。但是，参数化的模型很难自然地处理拓扑结构的变化，比如曲线的分裂和合并等问题。几何的主动轮廓模型方法基于曲线演化理论和水平集方法，将活动轮廓线间接地表达为水平集函数的零水平集的形式。描述曲线几何特征的两个重要参数是单位法矢和曲率，单位法矢描述曲线的方向，曲率描述曲线弯曲的程度。曲线演化理论就是利用曲线的单位法矢和曲率等几何参数来研究曲线随时间的变形。几何主动轮廓模型的特点就是演化曲线或曲面隐式表达为更高维函数的水平集，能够自然地处理拓扑结构的变化，即分裂和合并，这是参数主动轮廓模型不具备的，尽管两种方法的表达方式不同，它们所遵循的变形原则是相似的。

6. 基于图谱的分割

在医学图像分割的实际应用中，手动分割方法虽然费时费力，但精确性高，尤其适用于医学图像。手动分割的结果也常被视为评价自动分割方法的金标准。基于图谱的分割方法是一种可以利用手动分割这一优势的医学影像分割方法。在基于图谱的医学影像分割算法中，原始的图像（图谱图像）和对应的已被手动分割的图像（标签图像）合称为图谱，根据图谱的个数可以分为单图谱分割方法和多图谱分割方法两大类。

（1）单图谱分割方法：经典的单图谱方法使用单一的图谱，该方法的流程（图 7-4）主要包括图谱构建、配准和标签传播三个步骤。

①图谱构建：选取一个原始图像（图谱图像），通常由临床经验丰富的医生或影像学专家来进行手动分割，将手动分割的结果作为图谱图像的标签（标签图像），图 7-5 表示基于 MRI 图像脑实质图谱构建，分别表示：原始图像（A）和标签图像（B）。

②配准：是基于单图谱分割方法中的关键步骤，也是影响分割结果精确度的重要算法。配准的作用是将图谱图像与待分割的目标图像进行对齐，将图谱图像进行形变，使其

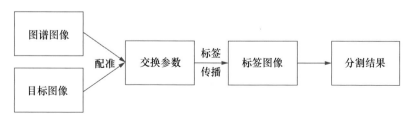

图 7-4　基于单图谱分割方法流程

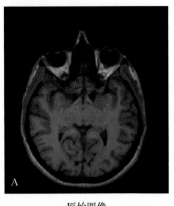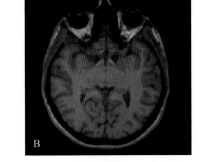

原始图像 标签图像

图 7-5 基于 MRI 图像脑实质图谱构建

尽可能地与待分割图像相似。形变过程所使用的变换参数（通常为映射函数或形变矩阵）被保存下来用于下一步的标签传播。

③标签传播：将配准得到的变换参数应用于标签图像上，使得标签图像与目标图像对齐，变换后的标签图像即为最终的分割结果。图 7-6 为基于单图谱分割结果的实例，分别表示：原始图像（A）和分割结果（B）。

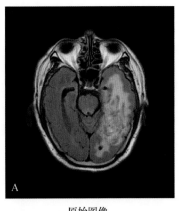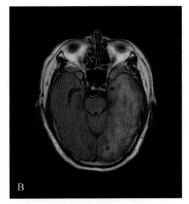

原始图像 分割图像

图 7-6 基于单图谱方法的分割结果实例

（2）多图谱分割方法：单图谱算法使用单一图谱进行分割，仅需要进行一次图像配准操作，计算量较小。然而，单图谱算法对图谱中包含的先验信息要求较高，若所包含的先验信息对待分割图像的作用较小，则难以取得很好的分割效果。在基于单图谱分割方法的基础上，一些研究者提出了基于多图谱的分割方法，它需要用到多个图谱且并不需要整合为一个概率图谱。相反，其中的每个图谱都可用于分割新图像。在计算的过程中，待分割图像和每一个图谱中的图谱图像之间都进行一次配准。然后，这些配准的结果用于将标签图像传播为新的图像，即为候选分割结果图像，最后使用针对每个像素（或体素）的标签融合算法，将所有候选分割结果图像融合为一个最终分割结果图像。基于多图谱的分割方法基本流程（图 7-7）主要包括图谱构建、配准、标签传播、标签融合四个步骤。

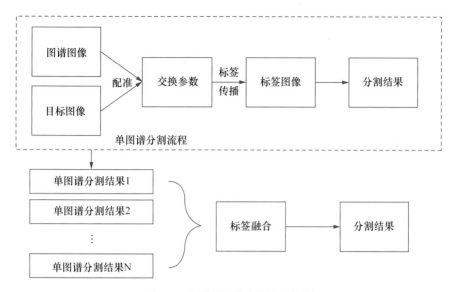

图 7-7 基于多图谱分割方法流程

多图谱中的图谱构建、配准、标签传播与单图谱方法基本类似。标签融合作为多图谱分割方法的最后一步,最早的标签融合算法是最优标签选择法,通过计算每个图谱中的图谱图像与待分割图像的配准匹配程度,选取匹配最好的图谱标签图像所对应的候选分割结果作为最终图像分割结果,该算法的缺点是忽略其他图谱中的有用信息。目前最常应用的标签融合算法是多数表决法,不同于最优标签选择法,它是整体选取某一幅候选分割结果图像作为最终的分割结果,多数表决法对图像中每一个区域进行"表决"。因此,该方法可以使用来自所有图谱的所有区域有效信息。多图谱分割算法利用多个图谱进行分割,每个图谱都包含不同的先验信息,分割过程中需要将每个图谱与待分割图像进行一次配准,因此计算量较大,但由于其可以利用的先验信息更多样,相对于早期的单图谱算法具有更高的分割精度与算法鲁棒性。

二、基于深度学习方法的医学影像分割

早期的图像分割算法建立在传统方法上,随后依靠手工提取特征的机器学习方法在很长一段时间内成为了一种主流技术。然而,设计和提取特征的复杂性制约了此种技术的发展。与人工构造特征方法相比,基于深度学习的方法不需要用人工方式去提取特征或对图像进行过多的预处理,且能够充分挖掘图像中的信息,更好地提取图像中的深度特征用于医学图像的精准分割,从而逐渐成为图像分割领域的首选方法。这里分别介绍三类医学影像分割算法:全卷积网络(FCN)、基于 FCN 衍生的主流分割框架,以及自适应数据集的网络框架。

1. FCN

对于一般分类的 CNN 网络,如 VGGNet,它是具有多层的标准 D-CNN 架构。VGG 网络主要有两种架构,即 VGG16 和 VGG19,分别由 16 和 19 层卷积层组成。VGGNet 的

末端添加了一些全连接层，类别概率信息可以在 Softmax（激活函数）层之后得到，但是这个概率信息是一维的，即只能识别整个图像的类别，而不是每个像素的类别，输入基于 CT 的冠状动脉图像，输出结果通过该网络仅能判别该类图像属于哪一类图像，如冠状动脉成像，而不能对图像进行具体分割（图 7-8）。因此，这种全连接方法不适用于图像分割。

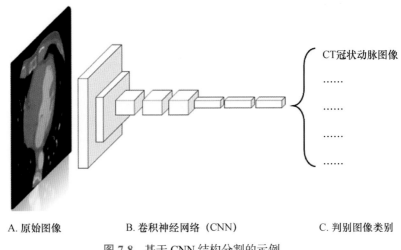

A. 原始图像　　　　　B. 卷积神经网络（CNN）　　　　　C. 判别图像类别

图 7-8　基于 CNN 结构分割的示例

2015 年，加州大学伯克利分校的 Long 等在经典分类网络的基础上提出了 FCN，FCN 是在语义分割方面最成功的开创性工作。在通常的 CNN 结构中，前五层是卷积层，第六层和第七层是全连接层，长度为 4096（一维向量），第八层是全连接层，长度为 1000，对应 1000 个类别的概率。FCN 将第 5 层到第 7 层的三层改为卷积核大小分别为 7×7、1×1、1×1 的卷积层，从而得到每个像素的二维特征图，后面是一个 Softmax 层，这样就能得到每个像素的分类信息，分割问题得到解决。FCN 可以接受任意大小的输入图像，FCN 使用反卷积层对最后一个卷积层的特征图进行上采样，并恢复到与卷积层相同大小的输入图像。因此，可以为每个像素生成预测，同时保留原始输入图像中的空间信息。最后，对上采样后的特征图进行逐像素分类（图 7-9），完成最终图像分割。该模型证明了端

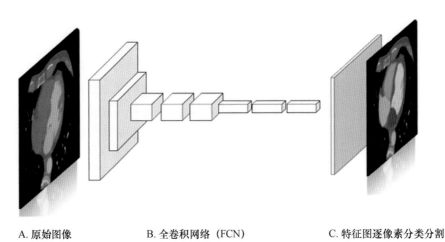

A. 原始图像　　　　　B. 全卷积网络（FCN）　　　　　C. 特征图逐像素分类分割

图 7-9　基于 FCN 结构分割的示例

到端、像素到像素训练方式下的 FCN 可以显著提高语义分割的计算效率和预测性能，端到端训练为后续语义分割算法的发展铺平了道路。但是，FCN 也存在不足之处。首先，它的上采样结果比较模糊，对图像细节不敏感，导致分割结果不够精细；其次，其本质是在没有充分考虑像素与像素之间关系的情况下对每个像素进行分类。

2. 基于 FCN 衍生的分割框架

（1）编码器-解码器：该模型由两部分组成，即编码器和解码器。编码器主要由卷积层和下采样层组成，通过卷积操作逐渐减小特征图的大小，并捕获更高层次的语义信息；解码器主要由上采样层或反卷积、卷积层和融合层组成，通过上采样或反卷积的方式逐渐恢复图像细节信息和空间维度信息来进行分割。整个结构利用来自编码器模块的多尺度特征，并从解码器模块恢复空间分辨率。U-Net 模型就是编码器-解码器结构的典型代表之一。

U-Net 最初是用于二维图像分割的 CNN，常被称为 U-Net2D，分别赢得了 IEEE 国际生物医学成像研讨会 2015 年细胞追踪挑战赛和龋齿检测挑战赛的冠军。U-Net2D 网络结构如图 7-10 所示，该结构主要包括捕获上下文信息的收缩路径和一个用以精确定位的对称拓展路径。该模型左侧可视为编码器部分，编码器中主要由 4 个子模块组成，每个子模块包含 2 个卷积层，每个子模块之后通过最大池化层实现下采样；模型的右侧可视为解码器部分，解码器同样由 4 个子模块组成，通过上采样操作恢复图像细节信息和空间维度信息，直到与输入图像的分辨率一致。此外，该网络还设计了一个跳跃连接，将上采样结果与编码器中具有相同分辨率的子模块的输出进行连接，作为解码器中下一个子模块的输入。

U-Net3D 是 U-Net2D 的一个简单扩展，其结构与 U-Net2D 类似，不同之处是所有操作变为 3D 操作，以及为了加快收敛，在每个卷积层后使用批量归一化（BN）结构。U-Net 模型的提出，成功实现使用少量数据完成端到端的训练，并获得出色的医学图像分割效果，成为大多数医疗影像分割任务的基本算法。

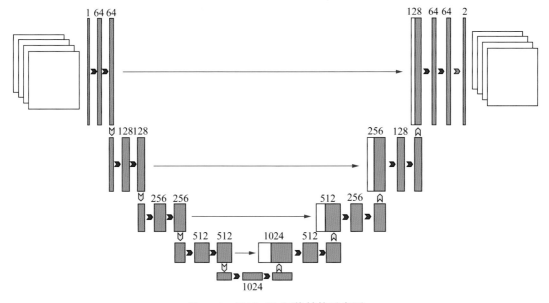

图 7-10　U-Net2D 网络结构示意图

（2）特征融合：特征融合模型通常采用空间金字塔池化（SPP）在多个范围内捕获上下文信息，然后进行多尺度特征融合。该模型结构在一定程度上克服了用 FCN 进行图像语义分割时没有考虑全局上下文信息的缺点。其中比较具有代表性的模型是金字塔场景分析网络（pyramid scene parsing network，PSPNet）。

PSPNet 是由中国香港中文大学和商汤科技提出的，获得了 2016 年 ImageNet 场景解析挑战的冠军。场景解析的目的是获知图像内所有像素的类别标签，该任务需要对自然图像中目标类型、位置和目标形状进行预测，其任务的难度主要在于场景和标签的种类多样。2016 年 ImageNet 场景解析挑战赛的数据来自 ADE20K 数据库，其中包含超过 2 万幅以场景为中心的图像。评估挑战总共包含 150 个语义类别，其中包括天空、道路、草地、人、汽车、床等对象。为了评估分割算法，该挑战赛用像素精度和 IOU 的平均值作为最终分数，PSPNet 最终取得了 0.5721 的成绩，成功夺冠。PSPNet 网络在 FCN 的基础上通过对不同区域的上下文信息进行聚合，充分利用了全局上下文信息来提高最终预测的可靠性，它的特点在于使用了金字塔池化模块，将 4 个不同粗细尺度进行特征融合。在金字塔模块中，不同尺度级别的输出包含不同大小的特征图，通过采用 1×1 卷积层把上下文表示的维数降低为原来的 I/N，以保证全局权重。然后，通过双线性插值对低维特征图进行上采样以获得相同大小的特征，不同级别的特征被拼接为最终的金字塔池化全局特征，最后再经过一个卷积层输出最终的逐像素预测结果。

（3）上下文信息：上下文信息就是指图像像素与周边其他像素的某种联系。医学图像每个像素点不是孤立存在的，一个像素和周围像素具有一定关系，在判断某一个位置的像素属于哪种分割类别时，不仅需要考虑该像素的灰度值，还需要考虑邻近的像素或全局的信息。因此，语义分割需要对多种空间尺度信息进行整合，同时也需要对局部信息与全局上下文信息进行平衡。其原因在于，一方面局部信息对于提高像素级别的标注正确率非常重要；另一方面，整合图像全局上下文信息对于解决局部模糊性问题来说也同样重要。比如普通的 CNN 一般使用反卷积层进行上采样操作，虽然能够将特征图恢复至原图尺寸，但也造成了特征损失，丢失了目标边界的信息。常见的一种有效方法是将全连接"条件随机场"与 D-CNN 结合，它能够结合原始影像所有像素之间的关系等信息来对深度学习得到的结果进行处理，优化分类图像中粗糙和不确定性的标记，修正细碎的错分区域，得到更细致的分割边界。全连接"条件随机场"可以捕获物体的边缘信息，弥补了 D-CNN 带来的边界平滑问题。

3. 自适应数据集的网络框架

医学影像分割领域每年有大量的新方法被提出，但在某个具体分割任务表现优秀的网络，往往无法良好应用在其他分割任务上。一方面是因为医学数据集之间的数据规模、图像大小和信息等方面差别很大，导致模型泛化性不足；另一方面是因为深度学习训练需要依赖个人经验来人为设置众多参数，如前后处理的方法、学习率、批处理大小、损失函数等，不同的设置往往导致模型的效能不一致。自适应数据集网络框架的目的就是基于现有网络结构的不同组合，通过采用自动化训练策略和参数，来实现在不同数据集上均能取得较好的分割结果。

nnU-Net 是 Isensee 等在 2018 年提出的一个基于 U-Net2D 和 U-Net3D 的医学影像分割算法框架。nnU-Net 没有设计新的网络架构，仅对 U-Net2D 和 U-Net3D 在网络的细节上进行了修改，着重于网络训练技巧的优化，将分割任务进行大统一。nnU-Net 对模型的输入数据进行裁剪、重采样、标准化预处理和数据增强后，基于数据集的属性自动设置批处理大小、图像块大小等超参数，分别在 U-Net2D、U-Net3D 和两个 U-Net3D 级联模型中彼此独立地进行五折交叉验证训练，得到的 5 个网络则被用于模型测试时的集成推理。作者将 nnU-Net 应用于 10 种国际生物医学图像分割挑战任务，通过分割结果显示，nnU-Net 优于大多数现有的分割解决方案，极大提高了医学图像分割技术水平。图 7-11 采用 nnU-Net 对基于 CT 的心脏图像进行左心室、左心房、右心室、右心房、主动脉、心肌、肺动脉、上腔静脉等八类分割，从二维和三维的分割结果来看，均取得了优秀的分割效果。

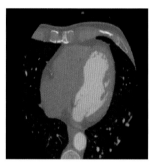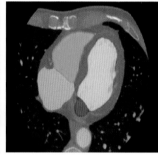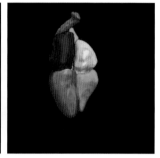

图 7-11　基于 nnU-Net 心脏分割结果示意图

MPUNet（multi planar U-Net）是 Perslev 等于 2019 年提出的一种基于多视图数据增强的分割模型，训练完成后无须进行超参数调整即可准确地完成 13 个医学影像分割任务。MPUNet 通过从医学 3D 图像的多个视图进行各向同性采样，获取到大量与训练相关的医学图像，进行数据增强后，输入到 6 个 U-Net2D 网络中进行分割训练，最后对 6 个网络的分割结果进行交叉验证以完成模型的融合。MPUNet 既考虑了医学图像的 3D 性质，又保持了 2D 模型的分割效率，且只进行了很少的预处理和后处理，就能很好地适应不同大小、形状和空间分布的分割任务。nnU-Net 和 MPUNet 通过简单地使用 U-Net2D 与 U-Net3D 网络架构，可以动态地适应不同的医学影像数据集，在大部分医学图像分割任务中取得了非常好的成绩，证实了该类算法框架的鲁棒性。

三、医学图像分割的评价指标

图像分割是医学影像分析中的重要步骤，旨在将医学影像的图像分成若干个特定的、具有独特性质的区域。随着计算能力的提高和计算方法的进步，大量基于不同理论的影像分割算法获得了长足的发展。选择合适的评估方法对分割结果的准确性和适用性进行综合评估，从而选择最优分割算法，也已成为医学图像分割研究中的必要环节。根据分割算法是否需要参考图像，可以分为有监督的分割评价方法和无监督的分割评价方法。

无监督的分割评价方法是一种独立于分割技术本身的评价方法，其研究对象是算法分割后的结果图，通过计算分割后的区域或类别的统计特性，来判断分割结果是否与视觉要求一致。无监督评价方法无需标准分割图像作为参照。从某种意义上说，无监督评价方法是主观评价方法的客观手段。有监督的分割评价方法是将算法分割结果与参考分割结果进行比较的评价方法，通过计算参考分割结果图和算法实际分割结果图之间的差别或者相似性，有监督评价方法需要标准分割图像作为参照。有监督评价方法能对算法分割性能进行准确、客观的评价。以下章节将重点介绍有监督的分割评价方法。

1. 基于图像分割的混淆矩阵的评价指标

对于医学图像分割而言，如果对每个像素值进行分类，即分为前景和背景，前景表示需要分割的区域，背景表示不需要分割的区域，则根据表 3-1 的混淆矩阵定义，图像分割的混淆矩阵如表 7-1 表示。

表 7-1　图像分割的混淆矩阵定义

混淆矩阵		图像实际值	
		Positive（前景）	Negative（背景）
分割结果	Positive（前景）	TP	FP
	Negative（背景）	FN	TN

TP、FP、FN、TN 的具体含义参见表 3-1 的解释。对于图像分割而言，TP＋FP＋FN＋TN 表示图像总体的像素个数，表 7-1 可由图 7-12 表示，其中蓝色方框表示整张图像，A 和 B 分别表示金标准（即真实值）和分割结果。

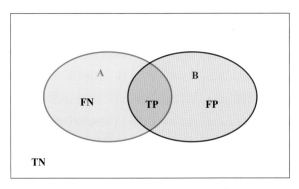

图 7-12　图像分割混淆矩阵的示意图

基于图像分割的混淆矩阵，对于两个样本 A 和 B，常用的分割评价指标定义如下。

（1）Dice 相似系数（dice similarity coefficient，DSC），用于计算两个样本间相似度，是图像分割常用的指标之一，其计算公式如下：

$$DSC = \frac{2*(A \cap B)}{A+B} = \frac{2*TP}{FP+2*TP+FN}$$

（公式 7-1）

（2）Jaccard 评价指标，即 IOU，用于计算两个样本间的相似度，其计算公式如下：

$$\text{Jaccard} = \frac{A \cap B}{A \cup B} = \frac{\text{TP}}{\text{FP} + \text{TP} + \text{FN}} \qquad （公式 7-2）$$

因此，DSC 和 Jaccard 之间的关系是：

$$\text{DSC} = \frac{2 * \text{Jaccard}}{1 + \text{Jaccard}} \qquad （公式 7-3）$$

（3）像素精度（pixel accuracy，PA），表示标记正确的像素占总像素的百分比，其公式如下：

$$\text{PA} = \frac{\text{TP} + \text{TN}}{\text{FP} + \text{TP} + \text{TN} + \text{FN}} \qquad （公式 7-4）$$

（4）欠分割率（false negative rate，FNR），其公式如下：

$$\text{FNR} = \frac{\text{FN}}{A \cup B} \qquad （公式 7-5）$$

（5）过分割率（false positive rate，FPR），其公式如下：

$$\text{FPR} = \frac{\text{FP}}{A \cup B} \qquad （公式 7-6）$$

类似于分类问题的评估，图像分割的评估也可以用召回率、精确率、特异度来评估，具体解释详见第三章第二节。

2. 基于距离的评价指标

（1）平均对称表面距离（average symmetric surface distance，ASSD），也简称为 ASD。设 A 和 B 分别代表金标准和预测结果，$S(A)$ 和 $S(B)$ 分别为 A 和 B 表面体素的集合，设体素 $S(B)$ 上任意一点 v 到 $S(A)$ 上的距离定义为 v 到 $S(A)$ 上所有点的欧氏距离的最小值，即：

$$d(v, S(A)) = \min_{S_B \in S(B)}(\|v - S_B\|) \qquad （公式 7-7）$$

则 ASSD 被定义如下：

$$\text{ASSD}(B, A) = \frac{1}{|S(A)| + |S(B)|} \times \left(\sum_{S_A \in S(A)} d(S_A, S(B)) + \sum_{S_B \in S(B)} d(S_B, S(A)) \right)$$

$$（公式 7-8）$$

其中，$|S(A)|$ 和 $|S(B)|$ 分别为两个集合里体素的数量。

（2）均方根对称表面距离（root mean square symmetric surface distance，RMSD），其公式如下：

$$RMSD\ (A,\ B) = \sqrt{\frac{1}{|S(A)| + |S(B)|}} \times \sqrt{\begin{array}{l}\sum_{S_A \in S(A)} d^2\ (S_A,\ S(B)) + \\ \sum_{S_B \in S(B)} d^2\ (S_B,\ S(A))\end{array}} \qquad \text{（公式 7-9）}$$

即距离使用欧式距离来表达。

（3）最大对称表面距离（maximum symmetric surface distance，MSSD），也被简称为 MaxD 或豪斯多夫距离（Hausdorff distance），其公式如下：

$$MaxD\ (A,\ B) = \max\ \{ \max_{S_A \in S(A)} d\ (S_A,\ S(B)),\ \max_{S_B \in S(B)} d\ (S_B,\ S(A)) \} \qquad \text{（公式 7-10）}$$

此外，有文章使用 Hausdorff_95 指标，其含义就是 MSSD 最后的值乘以 95%，目的是为了消除离群值的一个非常小的子集的影响。

第三节　人工智能医学影像分割的应用

随着深度学习在医学影像分割任务中的深入研究，目前已涌现出一批效果非常好的分割方法，这些算法在不同器官、肿瘤以及血管的分割任务中都表现出优秀的性能，以下分别介绍深度学习在这些方面的应用。

一、器官分割

1. MRI 脑组织分割

MRI 凭借其无辐射、高软组织对比度和高图像空间分辨率的优点，成为脑结构分析的重要方式，目前脑 MRI 的定量分析已被广泛用于阿尔茨海默病、癫痫、精神分裂症、多发性硬化（multiple sclerosis，MS）、脑肿瘤等疾病。例如，诊断阿尔茨海默病、MS 和许多其他神经系统疾病时，脑萎缩是用于诊断和评估治疗效果的常用生物标志之一。为了量化脑萎缩，需要对脑组织进行分割和相应的测量。类似地，量化大脑结构的变化需要分割在不同时间点获得的 MRI 图像。脑 MRI 图像的定量分析对于神经系统疾病是很重要的，分割 2D 中的像素（3D 中的体素）是定量分析的关键步骤。人工手动分割体素获得的结果称作金标准，但是逐层分割（一个 3D 的 MRI 图像包含连续几十甚至几百幅 2D 图片），标注不仅耗时且繁琐，而且由于人为错误也存在标注不准确的问题。因此，需要自动化的分割方法来提供接近专业水准的标注。

Shi 等采用了两步的 CNN 网络，从图像和数据文档数据库选择 210 例正常人 MRI 图像数据对其脑干部位进行分割，其中 168 例用于训练模型和验证。对于输入的 MRI 图像先进行分类网络判别是否存在脑干，然后将输出的分类结果和 MRI 图像结合输入到分割网络中，最终获得脑干的分割结果。在分类网络中，与 VGGNet 相比较准确度从 98.12% 提高到 98.45%；对比 U-Net 等传统网络，Dice 相似系数从 0.9133 提高到 0.9219，分割结果精度提升。Kumar 运用了 FCN 对于脑肿瘤分割比赛数据集进行实验，FCN 能够将脑肿瘤精准地分割出来，特别是增加了随机失活层减少过拟合现象和 BN 层单独对特征进行归一化，能够提升 Dice 系数。

2. 腹部器官分割

腹部 CT 相邻器官的空间界限难以确认，解剖学上很容易就能分开的器官，在 CT 上有可能难以确认，有时专家标注的结果也不一定准确，智能学习就更加困难。不同靶器官的相对大小存在较大差异。在多器官分割中，不同器官的大小差异在网络训练的过程中会存在很大的竞争影响，对相对较小的器官十分不友好。如果网络过深，下采样的次数比较多，那么小器官的准确率会下降；网络过浅，则对大器官可能不友好，不同器官分割之间训练的时候会存在对抗性。

此外，神经网络的构建主要是用于 2D 自然图像分析，不适用于 3D 图像。Nanda 等使用级联 CNN 对于肝脏进行自动分割，从腹部 CT 中提取出肝脏部分，然后再从中分割出病灶，进而对于病灶进行分型分类。Cai 等提出一种利用生成对抗网络（GAN）模型从少量未配对的数据进行学习，保持其中解剖结构的一致性，利用生成网络合成出来的数据有效地优化评估指标结果，从而完成腹部多器官分割。Wang 等采用 CNN 模型分割肝脏，首先，选择 300 例腹部 CT 图像和 300 例 MR 平扫图像，用 3D U-Net CNN 训练肝脏分割模型（Dice 系数达到 0.92），然后用 30 例腹部 CT 和 MR 增强图像进行 TL 训练模型，将获得模型用于计算肝脏体积和脂肪分数，最后将手动计算的肝脏体积和脂肪分数与 CNN 方法比较，结果具有非常好的一致性。

3. 冠状动脉血管分割

冠状动脉粥样硬化性心脏病简称冠心病，是一种由于冠状动脉血管发生动脉粥样硬化改变而引起的管腔狭窄或堵塞，从而造成心肌缺血、缺氧或坏死而导致的心脏病。冠状动脉 CT 血管成像（CCTA）是无创的冠心病早期筛查的重要临床手段，可准确进行冠状动脉血管情况的可视化和分析，如狭窄和局部供血减少。CCTA 需要多种后处理方法相结合，深度学习可以自动化地分割冠状动脉血管。图 7-13 是采用 3D U-Net 网络对 CCTA 图像冠

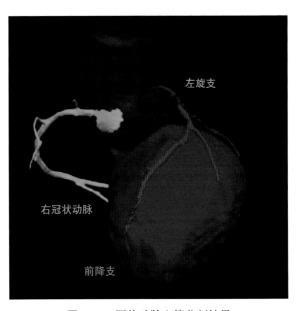

图 7-13　冠状动脉血管分割结果

状动脉血管分割的结果，绿色表示右冠状动脉，粉红色是前降支，蓝色是左旋支。对分割出来的冠状动脉血管就可以进一步进行定量化分析，包括计算冠状动脉血流储备分数。

杨等整理获得了超过 11 000 幅粗标注数据和 9551 幅精标注数据，将数据按照医学上不同的病变进行分类，再细分成包括左右冠状动脉在内的 7 个体位数据，建立了心脏冠状动脉造影图像数据库，运用 PSPNet 获得冠状动脉分割结果。Jo 等提出了选择性特征映射作为分割冠状动脉造影图像中前降支血管的方法，首先选择并组合与真实区域显著重叠的特征图生成图像的候选区域，然后使用学习输入图像的真实区域的神经网络进行分割，该方法的精确率约为 0.764，召回率为 0.601，特异度 0.995，F1 得分为 0.659，高于传统 U-Net。

4. 视网膜血管分割

视网膜血管分割是眼底图像定量分析的关键步骤，通过对视网膜血管的分割，可以得到视网膜血管树的相关形态学信息（如血管的曲率、长度、宽度）。此外，视网膜血管的血管树具有独特的特征，也可用于生物识别领域。因此，视网膜血管的准确分割具有重要意义。视网膜血管分割的第一步是分割图像中与血管相对应的区域。在形式上，血管分割是一个二值分类问题，它具有如下挑战：首先，眼科医生需要手工标注每幅眼底图像中的每一支血管，对医生的专业技能要求极高，导致现有的数据集比较小，通常只有 20～40 幅图像；其次，需要对每幅图像进行数十万甚至数百万像素的分类，并将附近像素的标签进行关联。

秦等提出了一种新颖的 U 型卷积网络，在网络的中间层用空洞的 SPP 模块来提取视网膜图像的上下文特征，避免了细节信息的丢失，增大了卷积核的感受野，有效地提取了细小血管的特征。编码器利用残差模块代替普通卷积，避免模型过深导致梯度消失的问题，提高了网络的泛化能力。网络模型采用 U 型结构进行堆叠卷积，提取了血管的结构化特征，从而提升分割的准确率，模型在视网膜眼底图数据集 DRIVE 上 AUC 值为 0.9841。

5. 头颈 CT 血管成像分割

脑血管病是全球致残率、致死率最高的神经系统疾病之一，我国脑血管病的发生率逐年上升，目前已成为国人死亡率最高的疾病，占全球死亡人群的 40%。头颈 CT 血管成像是目前评价头颈动脉的首选影像学检查方法，通过完整显示血管结构并可任意角度旋转，可直观展现血管狭窄的部位及程度。

首都医科大学宣武医院卢洁教授团队提出基于生理解剖结构分区的 3D U-Net 及阈值法连通性生长预测网络算法，解决了因脑血管迂曲且紧邻颅骨导致的血管分割难题，实现了人工智能自动化精准的头颈动脉血管分割提取（图 7-14）。其结果提示，人工智能重建的合格率为 92.1%，且与手动重建相比，人工智能处理后图像细节还原更清晰、远端血管重建更长、末梢血管显示更多、MIP 去骨效果更好，重建准确率为 93.1%，重建时间显著缩短（4.94±0.36 min *vs.* 14.22±3.64 min），使用便捷，鼠标点击减少（4 次 *vs.* 115.87±25.9 次）。

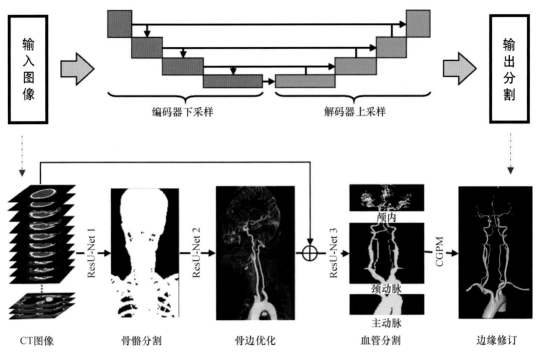

图 7-14　头颈动脉血管分割流程及分割结果

6. 头颈动脉 MRI 智能分割

缺血性脑卒中发病率高、致残率高、病死率高。我国缺血性脑卒中发病率居世界首位，年发病人数达 383 万。2020 年缺血性脑卒中全球医疗费用高达 4400 亿元，给家庭和社会造成沉重负担，早期防治可显著降低其发病率。约 65% 的缺血性脑卒中患者存在头颈动脉粥样硬化斑块。根据斑块性质分为易损斑块和稳定斑块，易损斑块特征包括出血、脂质核、薄纤维帽、炎症、新生血管和溃疡。易损斑块破裂形成血栓，导致缺血性脑卒中发生。因此明确斑块性质可以指导临床早期治疗。如何精准检测头颈动脉易损斑块是临床亟须解决的问题。影像学检查是评估斑块的重要手段，高分辨率磁共振血管壁成像技术提供极佳的软组织对比，可识别动脉斑块组成成分，是临床判断斑块易损性的重要检查手段。然而影像数据量庞大，每个病例近千幅图像，临床影像医生视觉分析耗时费力，斑块成分复杂，难以挖掘高维信息。因此，如何精准、快速判断斑块易损性仍是目前临床面临的一项重大挑战。

人工智能技术飞速发展，并逐渐应用于临床，人工智能方法能够深度挖掘多维影像学信息，提高诊断精度，接近病理学"金标准"水平。通过研发高分辨率 MRI 头颈血管及斑块的人工智能方法，可以帮助临床实现斑块易损性的精准、快速检测。高分辨率 MRI 头颈血管及斑块的人工智能自动化处理流程由以下五部分内容组成：高分辨率 MRI 影像预处理，头颈血管定位，头颈血管分割分段，斑块定位及成分分割，斑块易损性预测（图 7-15）。

（1）高分辨率 MRI 影像预处理：主要包括偏置场校正、图像降噪、归一化、数据扩增等。偏置场校正方法包括基于图像采集硬件进行校正、基于图像及已有知识进行校正

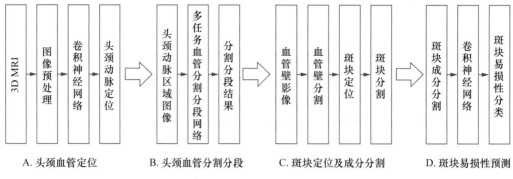

图 7-15　基于高分辨率磁共振成像的头颈血管及斑块的人工智能应用

（滤波器等）。图像降噪方法可采用滤波类算法、稀疏表示类算法、聚类低秩、外部先验等。归一化方法可选择线性函数转换、对数函数转换、反余切函数转换等。数据扩增可通过裁剪、翻转、旋转、随机遮挡、图像变换（尺寸、亮度、转灰度图、线性变换、仿射变换）等方法实现。

（2）头颈血管定位：通过 VB-Net 卷积神经网络对经过预处理的高分辨率 MRI 影像进行粗分割，对头颈动脉进行初步定位，得到头颈动脉定位框，供后续头颈血管分割使用（图 7-15 A）。

（3）头颈血管分割分段：将上述粗分割出的头颈动脉区域图像输入第二级多任务血管分割分段网络中，实现头颈血管的准确分割及血管节段的起止点识别（图 7-15 B）。此外，对训练第二级网络时常用的 Focal loss 进行改进，加入评估分割结果边界准确性的 Boundary loss，以及反映血管节段起止点坐标准确度的 L2 loss。各损失函数的计算公式如下所示：

$$\text{Focal loss：} FL = -\alpha_t (1-p_t)^\gamma \log(p_t) \tag{公式 7-11}$$

$$\text{Boundary loss：} BL = \int_\Omega \phi G(q) S_\theta(q) \, dq \tag{公式 7-12}$$

$$\text{L2 loss：} L_2 = |f(x) - Y|^2 \tag{公式 7-13}$$

$$p_t = \begin{cases} p, & if\ y=1 \\ 1-p, & otherwise \end{cases} \tag{公式 7-14}$$

其中，p 为模型预测为前景的概率，γ 为一个常数，$G(q)$ 为金标准，$S_\theta(q)$ 为边界权重图，给予边界分割更高的权重，$f(x)$ 为模型预测的起始点坐标，Y 为起始点的金标准。

（4）斑块定位及成分分割：基于上述头颈动脉分割分段结果，结合血管壁影像，通过分割网络得到血管壁，并使用分类网络检测每个部分是否存在斑块。之后基于斑块图像，实现对斑块成分的分割（图 7-15 C）。

①血管壁自动分割：收集 56 例颅内动脉粥样硬化性疾病患者全脑三维磁共振血管壁成像（vessel wall imaging，VWI）数据，对其进行随机分组。训练集包括 30 例患者的 1030 幅图像，验证集包括 6 例患者的 130 幅图像，测试集包括 20 例患者的 545 幅图像。以影像学专家手动勾画的血管腔和血管壁为金标准，采用类似 U-Net 的 FCN，实现血管

壁分割。FCN 对传统的 U-Net 网络进行优化，首先采用参数修正线性单元（parametric rectified linear unit，PReLU）代替常用的 ReLU，在每个卷积层后发挥激活功能。由于 PReLU 没有饱和问题，因此避免了 ReLU 中零梯度造成的失败。随后通过增加对比度受限的自适应直方图均衡化算法，在局部区域执行直方图均衡化，提高局部对比度，并结合相邻区域以消除人为判定边界的不准确性。

自动分割图像与手动分割图像（金标准）之间的重叠率主要通过一致性指数 Dice 进行评价。Dice 范围为 0 ～ 1，其中 1 代表自动分割与手动分割的结果完全一致。Dice 系数的计算方式可见公式 7-1。

U-Net 自动分割血管腔和血管壁的 Dice 值分别为 0.852 和 0.712。在增加批量标准化、PReLU、CLANE 模块的优化 FCN 中，其自动分割血管腔和血管壁的 Dice 值可提高至 0.889 和 0.767（图 7-16）。FCN 可准确定位至血管区域并提供合理的分割，即使在相邻组织边界不清的情况下依然能够保持较高的分割性能。

②斑块定位：在血管分割完成后，对连续的横轴位图像进行形态学测量，包括血管壁面积（A_{wall}）、血管腔面积（A_{lumen}）以及标准化管壁指数（normal wall index，NWI）[NWI $=A_{wall}/(A_{wall}+A_{lumen})$]。NWI 参数在 0 ～ 1 之间，越接近于 1 代表斑块的负担越重。对于分割血管段的每一个指标进行分析，确定斑块位置。通过分析 56 例颅内动脉粥样硬化性斑块患者 NWI，发现有症状和无症状患者的 NWI 参数存在差异，有症状患者 NWI 显著增大。NWI 对预测斑块的易损性具有重要价值。上述血管壁自动分割、斑块定位方法已经成功应用于颅内动脉粥样硬化性疾病患者，实现了磁共振血管壁成像自动量化。

③斑块成分分割：使用数据集中已完成斑块成分勾画的数据作为数据集，完成分割网络的训练和超参数的调整及优化。该模型的输出分为 MRI 斑块的多值分割结果，包括血管腔、血管壁、斑块内出血、脂质核、纤维帽、斑块钙化、新生血管、溃疡、腔内血栓。

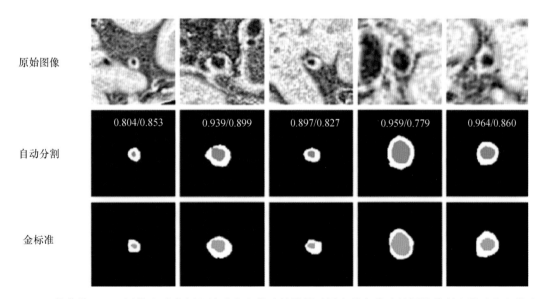

图 7-16　优化的 U-Net 网络自动分割血管腔和血管壁的结果（图中数字代表该网络分割血管腔和血管壁的 Dice 系数）

（5）斑块易损性预测：将斑块定位图像及其成分信息进行融合，通过分类网络预测该斑块的易损性（图 7-15 D）。斑块的形态学参数包括：斑块的长短径、最大角度、面积、各成分占比、纤维帽厚度、新生血管面积等。以斑块定位图像及其形态学参数作为输入，斑块易损性作为输出，通过 SVM、随机森林、逻辑回归等机器学习分类模型或深度学习模型实现斑块风险分层（易损 *vs.* 稳定）。

头颈动脉高分辨率 MRI 不仅能提供狭窄程度、闭塞病因等信息，还可以量化斑块组成成分特征、管壁结构、血流动力学等多种信息，为临床诊断提供丰富信息。人工智能技术与头颈动脉高分辨率 MRI 的结合有望攻克斑块易损性评估难题，实现自动化斑块定位、成分分割、易损性预测，为临床精准、快速评估提供新方法。智能化斑块分类辅助诊断模式具有巨大的发展前景，对指导临床个体化治疗、降低缺血性脑卒中发病率具有重要价值。

二、肿瘤分割

在临床应用场景中，医生通过分割肿瘤病变边缘来确认病变大小，并进一步定量评价治疗前后的效果。除此之外，脏器和病灶的识别和鉴别也是影像科医生的日常工作。CT 和 MRI 数据都是三维数据，这意味着对器官和病灶的分割需要逐层进行。逐层手工分割会给医生带来繁重的工作量。针对肿瘤病变，很多学者已经提出了多种医学影像的分割方法，但由于医学影像复杂，分割目标多变，针对不同部位的病灶有不同的分割方法，下面针对脑胶质瘤的分割进行介绍。

脑胶质瘤是最常见的原发性中枢神经系统恶性肿瘤，是神经胶质细胞由于基因突变等因素发生癌变进而形成的肿瘤，其发病率随着年龄的增长而增加。MRI 具有显著的软组织对比度，能够提供丰富的生理组织信息，因此通常用于脑胶质瘤的术前诊断及评估、术中定位以及术后复查。由于脑胶质瘤恶性程度不同以及可能存在多个肿瘤区域，同时脑 MRI 是多模态且层数较多的三维图像，所以对脑胶质瘤区域进行手工分割需要花费大量的时间和人力。此外，手工分割往往基于人眼观察到的图像亮度进行区域分割，容易受到图像质量以及标注者个人因素的影响，导致图像分割质量良莠不齐，出现错误分割和分割多余区域的情况，深度学习能很好地提供高精度的脑胶质瘤分割结果。在基于 CNN 的脑胶质瘤分割方法中，一种传统的做法是使用 CNN 对患者 MRI 中每一个像素点进行分类，从而区分脑胶质瘤区域和背景区域，达到脑胶质瘤的分割目的，这种分割方法使用的神经网络被称为逐像素点分割的 CNN。Laukamp 等使用多参数的三维深度学习模型对 136 例脑肿瘤患者的 MRI 平扫和增强图像进行模型训练，对图像中肿瘤强化区、水肿区、坏死区、肿瘤非强化区进行勾画，并且进行预处理流程偏置场校正、配准、颅骨剥离、重采样至各向同性分辨率为 $1 \times 1 \times 1 \ \mathrm{mm}^3$，归一化。最终肿瘤分割的平均 Dice 为 0.81 ± 0.10。

参考文献

［1］冯筠，崔磊，贺小伟，等. 从二维到三维——医学影像分析及器官三维重建［M］. 北京：科学出版社，2016：66-88.

［2］Wang R S，Lei T，Cui R X，et al. Medical image segmentation using deep learning：A survey［J］. IET Image Processing，2022，16（5）：1243-1267.

［3］Kass M，Witkin A，Terzopoulos D. Snakes：Active contour models［J］. International Journal of Computer Vision，1988，1（4）：321-331.

［4］Shelhamer E，Long J，Darrell T. Fully convolutional networks for semantic segmentation［J］. IEEE Trans Pattern Anal Mach Intell，2017，39（4）：640-651.

［5］Perslev M，Dam E B，Pai A，et al. One network to segment them all：A general，lightweight system for accurate 3D medical image segmentation［C］//International Conference on Medical Image Computing and Computer-Assisted Intervention. Springer，Cham，2019：30-38.

［6］Shi H，Liu J，Liao H. A classification and segmentation combined two-stage CNN model for automatic segmentation of Brainstem［C］//World Congress on Medical Physics and Biomedical Engineering 2018. IFMBE Proceedings，vol 68/1. Springer，Singapore，2019：159-163.

［7］Kumar S，Negi A，Singh J N. et al. Semantic segmentation using deep learning for brain tumor MRI via fully convolution neural networks［C］//Information and Communication Technology for Intelligent Systems. Smart Innovation，Systems and Technologies，vol 106. Springer，Singapore，2018：11-19.

［8］Nanda N，Kakkar P，Nagpal S，et al. Computer-aided segmentation of liver lesions in CT scans using cascaded convolutional neural networks and genetically optimised classifier［J］. Arabian Journal for Science and Engineering，2019，44（4）：4049-4062.

［9］Cai J Z，Zhang Z Z，Cui L，et al. Towards cross-modal organ translation and segmentation：A cycle- and shape-consistent generative adversarial network［J］. Medical Image Analysis，2019，52：174-184.

［10］Wang K，Mamidipalli A，Retson T，et al. Automated CT and MRI liver segmentation and biometry using a generalized convolutional neural network［J］. Radiol Artif Intell，2019，1（2）：180022.

［11］杨少戈. 基于深度学习的冠脉造影图像分割［D］. 北京邮电大学，2019.

［12］Jo K，Kweon J，Kim Y H，et al. Segmentation of the main vessel of the left anterior descending artery using selective feature mapping in coronary angiography［J］. IEEE Access，2019，7：919-930.

［13］秦晓飞，郑超阳，陈浩胜，等. 基于 U 型卷积网络的视网膜血管分割方法［J］. 光学仪器，2021，43（2）：24-30.

［14］Laukamp K R，Thiele F，Shakirin G，et al. Fully automated detection and segmentation of meningiomas using deep learning on routine multiparametric MRI［J］. Eur Radiol，2019，29（1）：124-132.

（本章作者：李庚　黄靖）

第八章

人工智能医学影像的识别

图像识别是利用计算机对图像进行处理、分析和理解，将待识别的图像模式进行分类的过程。基于人工智能技术的医学影像识别是对不同模态影像学检查积累的海量医学图像（CT、PET/CT、MRI 等），使用先进的人工智能技术进行处理与分析，从而实现对医学图像的分类与识别的过程。人工智能医学影像识别可应用于早期筛查、诊断、康复、手术风险评估等多种场景。

第一节　医学影像识别概述

一、图像识别

1. 图像识别概念

人工智能的研究目标是使计算机或机器像人一样会看、会听、会说、会思考，而"会看"就是研究如何使计算机达到像人类视觉系统那样观察、识别、分析事物的能力。图像作为最重要的信息载体，图像识别就成为人工智能认识客观世界的重要技术和过程。

正如对"人工智能"存在多种定义一样，"图像识别"目前也没有统一的定义。不同的学科领域、不同的研究目的或不同的应用场景，对"图像识别"有着类似又存在区别的描述。在图像工程学中，将图像分析看作是从图像出发，对其中感兴趣的目标进行检测、提取、表达、描述和测量，从而获取客观信息、输出数据结果的过程，其中检测和提取就是从图像中分离出目标，表达和描述则是识别图像中的目标，赋予目标可理解的语义标记。在模式识别学科中，将图像看作一种模式，图像模式定义为对图像中的目标或其他感兴趣部分定量或结构化的表达和描述，图像（模式）识别就是对图像模式进行分析、描述、分类等技术。在机器视觉中，对图像的主要研究内容包括数字化图像形成、几何特征分析、拓扑特征分析以及图像目标识别，其目的是从图像中获取有用信息以用于控制机器装置行为。与机器视觉既有联系又有区别的另一个前沿学科是计算机视觉，广义地说，计算机视觉是研究赋予计算机"看"这一能力的学科，是人工智能的重要应用分支之一，它通过对采集的图像或视频进行处理，获得相关场景的二维或三维信息，以便更好地理解世界。具体而言，计算机视觉是以图像（视频）为输入，以对环境的表达和理解为目标，研究图像信息组织、物体和场景识别，进而对事件给予解释的学科。其中，物体和场景识别就是图像识别的主要任务。

人类对物体的识别是人类视觉系统最基础的功能之一。当人类眼睛观察某一图像时，大脑会迅速判断之前是否见过该图像中的事物或者类似的物体，这个过程有点像搜索，即大脑会将肉眼观察的对象与记忆中相同或相似的目标进行匹配，并反馈一个可能性最高的结果。计算机的图像识别是对人类视觉识别这一行为的模仿，采取类似的处理过程，对待识别的图像进行数学运算后得到特征，然后根据特征将图像判断为预定义的分类项中的某一项，最终达到识别的目的。综合而言，图像识别就是利用计算机对图像进行处理、分析和理解，将待识别的图像模式进行分类的过程。

在计算机视觉和人工智能领域，出于不同的研究目的以及对不同算法性能的评估要求，对"视觉问题"区分了很多不同粒度、不同层级的子任务，从简单到复杂、从低层到高层、从基础到扩展等，典型的任务包括：目标分类，包括粗分类（图像中主要目标类别区分，如脑、肺、心脏）、精细分类（图像中特定目标的区分，如患胶质瘤的脑、患心肌梗死的心脏），一般解决"有什么"的问题；目标定位，包含了目标分类和目标精确位置预测（在算法中，用边界框标识），解决"在哪里"的问题；目标检测，包含了"目标分类＋目标定位"任务，其中又分为对特定目标的检测和对图中所有目标的检测，以及从图像中检测和从视频中检测等；目标分割，包括语义分割和实例分割，前者是将图像中每个像素进行分类，后者是对图像中目标实例进行分类；目标识别，对图像和视频中所有"值得注意的目标"进行检测，一般解决"是什么"的问题，典型应用为人脸识别、光学符号（文字）识别等；图像识别，在目标识别的基础上，旨在识别图像的高级内容，例如目标识别任务识别出"脑皮质""小脑""病灶"等具体目标，而图像识别则赋予图像"病变大脑"的更高层语义分类标签。或者，例如颅脑 MRI 图像，目标识别任务可能侧重于识别大脑中不同部位，而图像识别则侧重于得出"正常"与"病变"的更高级分类标签。很多情况下，目标识别和图像识别经常不区分，指同样的任务。

此外，还有图像标题生成、场景分类、场景解析、图像理解等任务，都可以视为图像识别的某种特殊任务。而目标跟踪、行为识别、姿态识别等更高级、更复杂的视觉任务都是基于分类、定位、检测和识别这些基础视觉任务的扩展。

2. 图像识别发展历程

在人工智能领域，图像识别最早可追溯至 1966 年，人工智能之父 Marvin Minsky 给他的学生们布置了一份暑假作业：要求学生通过编写程序，让计算机告诉大家通过摄像头看到了什么。这些学生成为最早接触图像识别领域的探索者。20 世纪 80 年代，现代电子计算机的出现以及计算机算力的显著提升为该领域研究注入了一针强心剂。研究人员首先从人的肉眼观察物理世界的过程中获得启发，当时人们普遍认为，人类之所以能看到并理解事物是因为双眼可以立体地观察事物，因此如果想让计算机理解肉眼看到的图像，就必须先把事物的三维结构从二维图像中还原出来，也就是所谓的"三维重构"方法（图8-1），这实际上是一个误解。

研究人员认为人之所以能识别不同的物体（例如分辨 MRI T_1 图像中的不同器官），是因为人已经有了先验知识，例如大脑是浅色的、半圆形的，心脏是深色的、椭圆状的（图

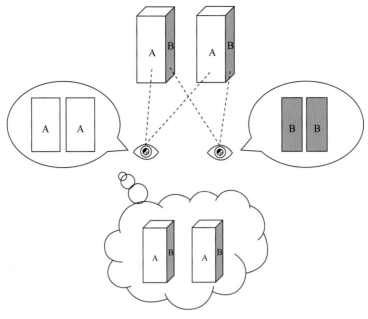

图 8-1　肉眼三维效果示意图

8-2）。假设给计算机也建立一个类似的先验知识库（类似标注的数据集），让摄像头看到的图像与之匹配，计算机是否也能识别并理解它所看到的事物。这就是所谓的"先验知识库"方法，也是早期图像特征提取的雏形。

　　1982 年 David Marr 发表了《视觉》（*VISION*）一书，这标志着计算机视觉成为一门独立学科。20 世纪 90 年代，伴随图形处理器的发明，硬件的算力有了质的飞跃，进一步加速了计算机视觉技术的发展。计算机视觉技术开始广泛应用于工业领域，并逐步从实验室推广至工业界。在图像识别领域，此时人们开始尝试不同的算法，包括统计方法和局部特征提取方法。其中，局部特征提取方法相较于过去的"先验知识库"方法，图像识别效果有着显著的提高。在"先验知识库"方法中，事物的形状、颜色和表面纹理会受到视角和外部环境的影响，在不同视角、不同光线及不同遮挡的情况下，提取的图像特征也不一样，算法的鲁棒性较低。而局部特征提取方法通过对事物建立一个局部特征索引，显著减少了视角和外部环境带来的影响，通过提取的局部特征能较为准确地识别目标对象，算法的鲁棒性较高。

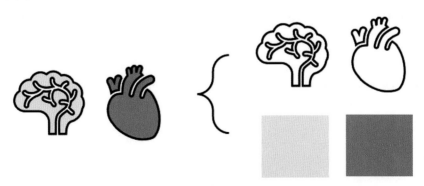

图 8-2　先验知识分解图

进入 21 世纪，互联网兴起的同时伴随着信息指数爆炸增长，机器学习方法开始被广泛应用，以往许多基于规则的处理方法都逐渐被机器学习替代，人们通过机器学习从海量的数据中归纳总结物体特征，然后进行识别和判断。相较于过去的方法，机器学习通过大基数的数据训练，取得了更高的识别率和鲁棒性，同时，如此大规模的数据训练也促进了许多评测数据集的诞生，例如业内较为权威的人脸识别数据集以及人脸比对识别数据集。在众多数据集中最具影响力的是 ImageNet，它是目前世界上最大的图像识别数据库，该数据集包含了 1400 万幅已标注的图像，并划分了上万个类别。大量权威性评测数据集的诞生又进一步推动了计算机视觉技术的发展。

2010 年以后，在图形处理器取得突破性进展和互联网大数据的双重加持下，深度学习开始跃入人们的视野，计算机视觉技术逐渐步入人工智能时代。在图像识别领域，DNN 技术开始成为主流。通过 DNN，图像识别的精度得到了大幅提升，在全球最权威的 ImageNet 大规模视觉识别竞赛中，千类物体识别错误率在 2011 年时还高达 25.8%，自 2012 年引入深度学习之后，后续 4 年的错误率分别降低至 16.4%、11.7%、6.7% 和 3.7%，识别准确率有了显著的突破。ImageNet 大规模视觉识别竞赛举办了 8 届（2010—2017 年），人脸识别误判率甚至能做到低于 1/100 万，说明基于分类图片的人工智能图像识别（监督学习）已经非常准确，未来图像识别的研究方向将转向没有标注的图像和视频（无监督学习），显然，基于这种数据训练出的人工智能模型，在模糊识别的能力上将更接近人类自然视觉。

除此以外，目前的"通用目标识别"将向"特定领域物体识别"发展，"静态图像识别"将向"动作行为识别"发展，"简单图像物体识别"将向"图像场景语义理解"发展，以满足未来实用性商业性要求。针对深度学习技术，研究深度网络的工作机制，解析识别过程的可解释性，也将是未来极具挑战性的发展方向。

二、智能医学影像识别

智能医学影像识别就是基于人工智能技术，对医学影像学技术（CT、PET/CT、MRI 等）的扫描图像和手术视频进行处理和分析，对医学图像目标进行分类、识别的过程，医学影像识别的主要任务包括疾病分类、组织器官识别、病灶识别等。

1. 图像及疾病分类识别

疾病分类是医学影像识别的常见应用之一，例如对患有阿尔茨海默病（Alzheimer's disease，AD）或帕金森病（Parkinson's disease，PD）的患者进行面部摄像，然后利用这些图像训练深度学习模型，再通过对患者面部图像特征的识别判断患者是否患有 AD 或 PD。Li 等使用深度信念网络（DBN）对 AD 患者和正常人的脑 MRI 图像进行训练建模，使 AD 疾病分类的准确率大幅提高。Sarraf 和 Tofighi 通过构建 CNN 对患病大脑和正常大脑的 MRI 图像进行训练，通过该模型对 AD 疾病的检测准确率高达 96.5% 以上。Dhungel 等提出了一种集检测、分割、分类于一体的方法对乳腺 X 线图像进行乳腺肿块良、恶性自动识别（最小人工干预），其中检测、分割、分类分别采用了不同的技术，最终识别精度可达敏感性 0.98、特异性 0.7。在脑肿瘤检测方面，黄若菡等使用稀疏自编码器的方法，对 10 个真实脑肿瘤的 MRI 图像数据进行分类，由于图像数据巨大，作者在图像训练前对图像进行了去噪、直方处理，并采用了小批量处理的办法对图像进行批处理，得到了 98% 的分类准确率。

2. 脏器识别

对医学影像（CT、MRI 等图像）的全身脏器进行标注，通过训练建模实现自动识别全身多个脏器，这对于采用人工智能技术进行药代动力学研究非常重要。比如采用深度学习对 CT 冠状动脉血管成像图像中的上腔静脉、右心房、右心室、肺动脉、左心房、左心室和主动脉进行脏器识别，先按照医生的先验知识进行标注，由人工对心脏腔室标注（图 8-3 A），然后训练模型后自动对心脏上腔静脉、右心房、右心室、肺动脉、左心房、左心室和主动脉进行脏器识别（图 8-3 B）。

全身扫描是 PET/CT 最主要的临床应用之一，对 PET/CT 全身扫描图像进行定量分析，就需要先通过 CT 图像确定全身重要的脏器，比如肾、膀胱，这样才能排除药物正常代谢浓聚，然后对异常摄取进行鉴别。通过深度学习技术预先训练好模型，然后采用模型就可以直接对 CT 图像中的人体脏器进行自动识别（图 8-4 A 和 B）。

3. 病灶识别

病灶或病变区域的自动识别对于辅助医生进行疾病诊断具有重大意义。通常病灶识别首先需要通过预处理方法识别和标记出特定区域，然后对特定区域进行目标检测和分类。精确的分类不仅需要病灶外表的局部信息，还需要结合病灶位置的全局上下文信息，典型的应用包括对检测出来的肺结节进行良恶性分类，以及进行病理类型分类等。

智能医学影像识别在疾病辅助诊断和治疗方面都有着广泛的应用前景，虽然也存在一些问题，比如医学影像训练数据缺乏并且获取难、医学数据标注成本高、部分领域疾病样本稀少，导致影像识别准确率、泛化性等受到影响，但随着小样本学习、弱监督或无监督学习技术的发展，可以预期，未来智能医学影像识别技术必将能快速走向临床，惠及越来越多的疾病患者。

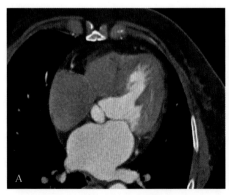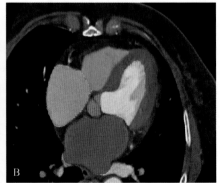

人工对心脏腔室标注　　　　　　　　计算机自动识别心脏各腔室

图 8-3　采用深度学习对 CT 冠状动脉血管成像图像进行心脏腔室自动识别

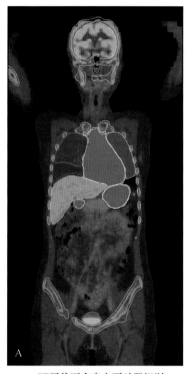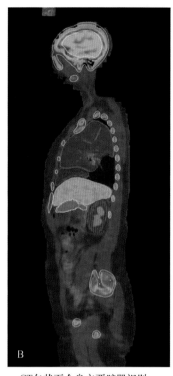

CT冠状面全身主要脏器识别　　　　　　CT矢状面全身主要脏器识别

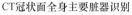

图 8-4　采用 PET/CT 全身扫描 CT 图像对全身主要脏器自动识别

第二节　医学影像识别方法

一、图像识别方法

图像识别工作可以分为四种：分类，将研究的目标分到一组类似特性或属性的目标中；推广，识别一个目标，尽管该目标由于某些变换，其外观等已经发生变化；验证，识别一个事先见过的目标；类似，发现目标变换后的相似之处。目前在医学影像领域使用最多的是分类和推广。分类包括对已经检测、分割出来的病灶或脏器进行分类；推广在深度学习中就是"推理"，即在深度学习方法中使用已经训练好的模型识别脏器或病灶。

传统的图像识别方法包括统计模式识别、结构模式识别和模糊模式识别。统计模式识别方法是对研究的图像进行大量的统计分析，找出其中的规律并提取反映图像本质特点的特征来进行图像识别。结构模式识别方法是对统计识别方法的补充，它采用符号来描述图像特征，模仿语言学中句法的层次结构，采用分层描述的方法，把复杂图像分解为单层或多层相对简单的子图像，主要突出被识别对象的空间结构关系信息。模糊模式识别是用模糊集来表示具体类别或待识别对象的一种模式识别过程。随着深度学习技术的快速发展，基于 DNN 的图像识别方法取得了巨大成功，DNN 模拟人脑复杂的层次化认知规律，让计算机从大量的训练数据中自动学习图像的各级抽象特征，相比传统方法，这些特征显示出更强大的特征表示能力和鲁棒性。

图像识别的过程常常需要综合进行分类、检测和分割等，例如在人脸识别应用中，需要先通过目标分割将疑似人脸从背景中分离出来，再通过目标检测对所有人脸精细分类和定位，然后分析提取人脸特征，与特定人脸特征进行比对，从而验证出特定人脸（目标识别）。在医学图像分析中，例如通过"乳腺X射线图像"分析诊断病灶的良恶性，则将分析任务分为三阶段，先后进行了病灶检测、病灶分割和病灶分类。

二、医学影像识别过程

医学影像识别过程通常包括医学影像输入、预处理、目标检测分割、特征提取、分类器几个核心步骤（图8-5）。

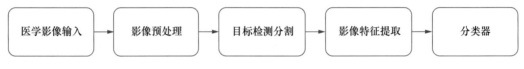

图 8-5　医学影像识别过程示意图

1. 医学影像输入

图像识别的基本原理是通过从图像中提取具有区分度的特征信息，以此为基础对图像性质进行分类，并根据分类的标签识别不同的目标。医学影像的识别也是基于类似的原理进行处理，但是医学影像和一般数字图像在结构上存在明显的区别，医学影像大多是灰度图像，且不同于一般灰度图像的256个灰阶，医学影像往往包含数百甚至数千个灰阶，灰阶的数量和医学成像设备之间有着紧密的联系。由于人的肉眼对灰阶变化的敏感度十分有限，无法完全识别医学影像的所有灰阶，因此在显示器上渲染医学影像时需要使用类似归一化的处理方式，将数千个灰阶按照预设的规则映射到肉眼可识别的灰阶区间。

医学影像的成像设备种类繁多，成像设备除了生成图像的灰度信息之外，还会让图像额外携带一些其他的数据，一般称为"元数据"。不同设备之间的"元数据"各不相同，因此，在输入医学影像像素信息的同时，还需要采用合适的方法提取这些"元数据"，它们将作为后续某些图像处理流程的输入数据。

2. 医学影像预处理

图像预处理指图像在进行正式处理之前，采用去噪、滤波、规范化等方法，为后续图像处理带来规模化处理便利、处理性能提升等优势。常见的预处理方法包括图像矫正、图像二值化、图像增强、图像放大和缩小、图像旋转、平滑去噪、滤波及图像重采样等，这些通用的预处理方法也可直接用于医学影像。预处理在医学影像识别过程中扮演着非常重要的角色，它可间接影响最后图像识别的准确率，有效的预处理操作能够显著提高图像识别的准确率。在图像识别中，除了这些常用的预处理方法外，图像融合和图像配准也属于预处理，例如对于 PET/CT 图像，融合及配准是必不可少的一环，后期模型训练结果的好坏与前期图像融合配准结果紧密相关。

预处理的另一个优点是能为图像算法的鲁棒性提供保障。通过预处理操作，可以统一输入图像数据的格式，保持输入图像的一致性，在处理不同数据时，也可以通过添加额外的预处理方法扩展算法的应用范围，进一步提高算法的稳定性。

3. 医学影像目标检测分割

医学影像目标检测分割是对预处理后的医学影像进行图像分割、ROI 检测等，选择图像中目标所在的区域。图像分割的主要目的是将图像分割成多个片段，将 ROI 与背景区域分离，ROI 就是图像中待分析的目标所在的区域，它的准确提取可以大幅提高目标识别效率和识别结果。目标检测则是需要找到并定位 ROI 内的"感兴趣"目标。

医学影像目标检测可以借鉴主流的目标检测技术，但是必须根据图像特点有针对性地进行改进，例如在肺小结节的检测中，因为检测基于 CT 图像，属于三维图像领域，所以应用的目标检测方法需要从一般的二维扩展至三维，还需要针对小目标的特点进行相关优化。对于眼底病灶检测，由于大多是使用眼底相机拍摄的眼底彩色图片，是二维 RGB 图像，所以只需要解决针对小目标检测的优化问题即可。医学影像目标检测和图像分割技术详见第六章和第七章的介绍。

4. 医学影像特征提取

医学影像特征提取是对检测出的 ROI 进行特征提取，常见的特征信息包括空间特征、纹理特征、统计特征、边缘特征、低频和高频特征等。不同的目标具有不同的特征表现，因此，特征提取是目标识别的关键。医学影像特征提取是主流图像特征提取技术在生物医学领域的扩展，详见第四章的介绍。

5. 医学影像分类器

医学影像分类器是整个医学影像识别处理过程的最后一个部分，主要用于分类决策。通过输入前面提取的目标特征信息，分类器将根据预设的条件对分类结果进行预测，输出最后的分类结果，例如较为常见的实例包括良恶性肿瘤鉴别。分类器根据良性肿瘤和恶性肿瘤的特征数据库，将输入的目标组织特征信息与数据库进行比对，分别给出目标属于良性肿瘤和恶性肿瘤的概率。该技术能辅助医生快速筛选大量患者的影像数据，进一步降低医生的误诊率。

图 8-5 所示的医学影像识别技术，可以统一归类为"Pipeline"框架技术，每个"Pipeline"由多个算法模型按顺序连接组成，一般每个模型之间相互独立，模型之间通信需要额外的转换和连接操作。如此一来，多个模型各自独立训练，优化目标也各不相同，将它们连接在一起必然会导致识别精度的损失。此外，在深度学习出现之前，特征提取步骤通常采用人工定义的图像特征（如纹理、形状、灰度直方图等），然后再基于机器学习模型（如 SVM、随机森林等）进行分类，典型代表为影像组学方法。近年来，深度学习技术不断演进和成熟，已经开始应用于医学影像识别领域。最初，深度学习的触角还只是

接触到传统图像识别的部分领域，一般是仅作为算法模型中的某个步骤在局部发挥作用。随着深度学习模型的飞速发展，尤其是 CNN 的广泛应用，利用 CNN 及其不同的变形神经网络自动提取和选择特征并进行自动分类，已经成为医学影像识别技术的主流趋势。深度学习在图像输入后直接在 DNN 上进行训练，直接输出目标结果，这就是所谓的"端到端"识别框架。

"端到端"识别框架类似于软件测试中的"黑盒测试"，只需要考虑输入端和输出端的结果，中间的具体处理过程完全交付给 DNN 技术。相比于传统的"Pipeline"技术，"端到端"框架的结构更加简单，解决了"Pipeline"中多个算法模型之间的兼容问题，并且它直接针对最终目标去优化模型，省略了中间的转换和连接，有效地提高了算法模型的准确率。

基于深度学习的医学影像识别也是采用这种"端到端"的识别框架。以采用 CNN 检测肺部结节为例，首先需要使用大量正负样本训练神经网络建立模型，然后只要将待识别的 CT 图像序列输入训练好的神经网络模型，神经网络将直接输出最后的识别结果，标明 CT 图像中肺结节的位置（图 8-6）。由此可见，深度学习的识别任务主要集中在神经网络研究上。不同于普通图像的识别，应用于医学影像的神经网络需要考虑医学影像的特点，进行针对性的改进。

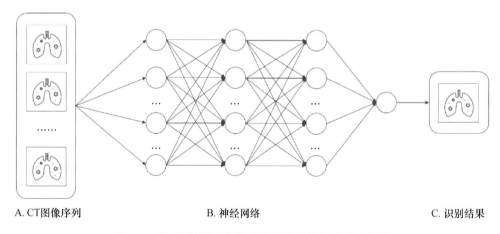

A. CT图像序列   B. 神经网络   C. 识别结果

图 8-6   基于深度神经网络的肺部结节识别过程示意图

第三节   人工智能医学影像识别的应用

一、基于人工智能技术的医学影像识别的应用

医学影像的分类和识别是计算机辅助诊断的最终目标，在疾病诊断和治疗方面都有着广泛的应用前景。机器学习时代是由人工定义图像特征，如纹理、形状、灰度直方图等，经过特征选择后再基于机器学习模型（如 SVM、逻辑回归、随机森林等）进行分类。而深度学习方法是一种端到端模式，DNN 可以自动提取图像的深层特征，完成图像的自动

分类和识别，避免了人工选择特征的误差。这里介绍几种基于人工智能技术的医学影像识别的应用。

1. 智能医学影像识别在 AD 诊断的应用

阿尔茨海默病（AD）俗称老年痴呆症，是老年人常见的一种神经系统退行性疾病。国际老年痴呆协会颁布的"2015 全球阿尔茨海默病报告"指出，2050 年全球 AD 的患病人数将增加到 1.32 亿。目前，中国的 AD 患者总数已居世界第一。因此，对 AD 的早期诊断在预防和治疗 AD 中起着至关重要的作用。目前基于人工智能的 AD 识别研究主要集中在神经影像分析，通过结构和功能 MRI、PET、PET/CT 等神经影像，提取特征或模式，用于辅助诊断 AD 或轻度认知障碍（mild cognitive impairment，MCI）。在传统统计学习、机器学习之后，近年来很多学者都在探索利用最前沿的深度学习技术进行 AD 和 MCI 识别，而输入数据也由单一模态影像到多模态融合影像。

Liu 等提出了一个嵌入深度学习模型的 AD 多模态多分类诊断框架（图 8-7），其中深度学习模型由栈式自动编码器（stacked auto-encoder，SAE）和 softmax 逻辑回归器构成。SAE 是由多层自动编码器组成的神经网络，层与层之间采用全连接，它是一种无监督学习方法，通过自动编码-解码网络从像素级数据中抽取输入图像特征，从而提高模型的表示能力，已广泛应用于降维和特征学习。文中将 MRI 和 PET 影像进行预处理并分割 83 个 ROI，使用多模态数据融合创建一组特征去训练 SAE，SAE 神经网络隐藏层通过推断多模态特征之间的相关性以重建具有损坏输入的缺失模态，最后通过 softmax 回归分类器获得 AD 不同阶段的 4 分类（正常，MCI 转化，MCI 非转化，AD）。该框架基于 AD 神经影像倡议（Alzheimer's disease neuroimaging initiative，ADNI）公开数据集的 MRI 和 PET 影像数据分别进行二分类和四分类预测，验证结果表明仅基于 MRI 图像的 AD 二分类准确率可达 82.59%，多分类总体准确率为 46.3%；而基于 MRI + PET 融合的 AD 二分类准确率可达 91.4%，多分类总体准确率为 53.79%。基于深度学习模型的分类性能整体上都优于基于 SVM 的分类性能。由于现实情况中无标注数据居多，这种无监督学习的特征表征模型对现实应用以及多模态数据融合具有实践意义。

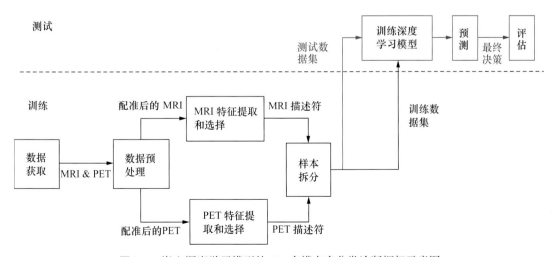

图 8-7　嵌入深度学习模型的 AD 多模态多分类诊断框架示意图

Sarraf 和 Tofighi 通过构建 CNN 对患病大脑和正常大脑的 MRI 图像进行训练，通过该模型对 AD 疾病的检测准确率高达 96.5%。此后，他们继续实验了以大脑 MRI 和 fMRI 多模态融合神经影像为输入，分别训练 LeNet-5 和 GoogLeNet 两种经典 CNN，进一步提高了 AD 诊断准确率（最高可达 99.9%），这也是第一次将 fMRI 数据用于训练深度学习模型。吕鸿蒙等选择 AlexNet 作为 AD 和 MCI 的基础训练模型。AlexNet 是一个 8 层 CNN，获得了 2012 年 ImageNet 图像分类竞赛冠军，将图像分类正确率提高了一倍多。文中根据 AD 特点提出了 4 种改进的 AlexNet 算法，经过 ANDI 数据集验证，改进的 AlexNet 算法对 AD 分类准确率达到了 96.14%，比原始 AlexNet 网络更好，但是在对 MCI 分类中准确率不如原始 AlexNet 网络。此实验训练 AlexNet 网络仅用了不到 30 min 的时间，实现了模型训练和测试的全自动化，避免了人工筛选特征造成的误差。

Huang 等采用 MRI T_1WI 和 ^{18}F-FDG PET 融合影像信息，选取海马体作为 ROI，训练 VGG16 网络自动学习特征，完成诊断以及判断 AD 治疗预后。VGG16 由 13 层卷积层、5 层最大池化层、3 层全连接层以及 softmax 层组成。文中基于 ANDI 数据进行验证后获得的 AD 诊断准确率为 90.1%。该实验同时验证了高分辨率海马体影像可以提供足够诊断 AD 疾病的信息，且图像分割并不是训练 CNN 网络的必需步骤。

目前深度学习在医学影像辅助诊断 AD 方面，主要是研究将主流的、比较成熟的用于自然图像识别的网络（CNN 及改进网络）应用于医学影像识别领域中，并针对医学影像特点加以改进，从单一模态影像到多模态影像融合，构造自动分类识别 AD 疾病的端到端 "Pipeline" 式诊断框架。除此之外，基于无监督学习方法构建 AD 多分类框架（用于诊断 AD 的不同发展阶段），也是非常具有实际应用意义的研究方向。

2. 智能医学影像识别在 PD 诊断的应用

帕金森病（PD）是最常见的神经退行性疾病之一，60 岁以上人群患病率为 1%，每 1000 人中有 1 ～ 2 人患病。PD 患者会出现肢体僵硬、运动迟缓、抖动和步态等运动特征问题，其严重性随着疾病的发展而加重，严重影响 PD 患者的生活质量。PD 疾病的诊断主要依赖于对肢体状态的检测。近年来，人工智能在医疗保健领域逐渐成为关键参与者，利用机器学习和深度学习方法检测诊断 PD 也取得了巨大的成果。

Mei 等系统性分析了 2009—2020 年公开发表的 209 篇关于 PD 分类检测的论文，这些论文总共采用了 448 种算法，图 8-8 总结了论文的算法类型。

其中传统机器学习算法占 55.8%，包括 SVM 及其变体、k 近邻及其变体、回归算法、决策树、朴素贝叶斯等，集成学习算法占 18.3%，神经网络算法占 16.9%，其他算法占 8%。集成学习是通过构建并结合多个基础机器学习器来完成学习任务，通俗地说，就是将多个弱学习模型组合以期得到一个更好、更全面的强学习模型。神经网络则包括模糊神经系统、DBN、LSTM 网络及其变形、CNN 及其变形以及 ResNet 等。此外，这些论文也使用了广泛的数据模态，其中使用运动类数据的算法占 58.4%，医学影像数据类型的算法占 28.2%，多种数据组合的算法占 8.6%，其他类型占 4.8%。以不同数据模态作为输入训练后模型的 PD 分类准确率如表 8-1 所示。

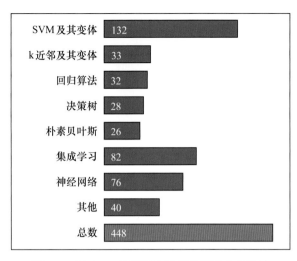

图 8-8 用于 PD 诊断的机器学习算法分类统计

表 8-1 用于 PD 诊断的数据类型及平均诊断准确率

数据类别	数据类型	论文数量	论文数量占比	平均 PD 诊断准确率
运动数据	语言录音	55	26.30%	90.90%
	行动步态数据	51	24.40%	89.10%
	笔迹	16	7.70%	87%
医学影像	MRI	36	17.20%	87.50%
	SPECT	14	6.70%	94.40%
	PET	4	1.90%	85.60%
	CSF*	5	2.40%	AUC＝0.8
组合数据	组合数据	18	8.60%	92.60%
其他类型	其他类型	10	4.80%	91.90%

* CSF，脑脊液（cerebrospinal fluid），此算法使用 AUC 作为评价指标。

　　总体分析结果表明，机器学习方法、深度学习方法以及运动和非运动类型的不同模态数据相结合，在 PD 分类诊断中均取得了很好的性能，在临床决策中的适应性具有很高的潜力，可以提供越来越系统化、越来越多知情信息的 PD 疾病诊断。特别是 SVM、神经网络和集成学习模型，由于它们对各种模态数据类型都具有极大的适应性，因而成为近年来最受欢迎的模型选择之一。

　　除此之外，文中也总结了一些存在的问题。首先是数据问题，机器学习特别是深度学习依赖于大数据，但在临床研究中，从大量参与者收集数据仍然具有挑战性，并且生成的数据通常具有高维性和小样本量。其次是数据类不平衡性，大量标注后的主类别样本可能会导致过高的"准确率"，影响模型在诊断 PD 或非典型 PD 的泛化力，此时，需要采取其他模型评价指标（如精确率、召回率等）以综合判断模型的性能。总之，毫无疑问，机器学习、深度学习技术在各种数据类型中的应用可以带来更高的 PD 诊断准确率。

实现机器学习辅助诊断 PD 可以为临床决策系统带来巨大的发展前景，新型生物标志物的适应性可提高早期 PD 诊断的可行性。因此，机器学习方法（包括深度学习）在为临床医生提供辅助工具来筛查、检测或诊断 PD 方面具有很大的应用潜力。

3. 智能医学影像识别对其他疾病诊断的应用

基于人工智能技术的医学影像识别不仅在脑部疾病诊断方面取得巨大的进展，在肺部疾病、乳腺疾病、皮肤疾病、眼底疾病等方面也都有广泛的应用。张烁等汇总了 2014—2020 年利用深度学习技术在医学影像分类识别的典型应用，包括不同的研究任务及其使用的深度学习模型（表 8-2），这些应用结果表明利用深度学习在疾病分类诊断方面都取得了很高的精度。

表 8-2　基于深度学习的医学影像分类识别应用

检测目标	研究任务	深度学习模型
疾病检查	恶性肿瘤标志物 CT 图像识别	CNN
	肝硬化检测	GoogLeNet
	肿大淋巴结检测	CNN
	肺结节疾病检测	CNN
	间质性肺病检测	CNN
病变部位识别	识别良恶性肺结节	DBN
	识别良恶性肺结节	M-CNN（multi-scale CNN）
	乳腺肿块图像检测	CNN + DBN
	乳腺 X 线图像辅助诊断系统	CNN
	乳腺癌病理图像分析	DAN（deep adaptation network）
	皮肤黑色素瘤识别	FCN
	对常见 90 多种皮肤病分类	VGGNet，ResNet，DenseNet
	检测视网膜病变	CNN

由表 8-2 可见，在医学影像识别方面，CNN 网络及其变形网络成为主流，这来源于 CNN 在自然图像识别方面的巨大成功。为了提高模型的速度，满足临床的实时性要求，YOLO、SSD 模型问世，解决了目标检测的实时性问题。为了解决医学影像 3D 图像中切片与切片之间的空间信息，提高识别的准确度，RNN 和 LSTM 模型开始应用于医学影像中。此外，针对医学影像训练数据不足的问题，基于 TL 的新方向研究也逐渐开展起来，如基于 ImageNet 大量的自然图像数据进行模型训练，再迁移到医学影像识别问题中，并基于临床经验知识进行优化微调。针对医学影像特征提取不全面和 CNN 加深易导致梯度消失的问题，一种多尺度特征融合网络被提出来，通过多尺度卷积操作对医学影像分别进行不同范围的特征提取和特征融合拼接。基于大型公开的肺部图像数据库联盟 LIDC-IDRI（lung image database consortium and image database resource initiative），多尺度特征融合网

络对肺结节良恶性分类的准确性达到 97.2%。先进的深度学习技术在解决突发的现实问题方面也具有巨大的潜力，例如 2020 年以来的新冠肺炎 COVID-19，ResNet-18 网络可以通过胸部 X 线影像快速自动识别出 COVID-19 早期感染者，实验结果表明在训练集、测试集上分别获得了 93.8% 和 97.8% 的准确率，并且有希望将来通过改进，可识别更多类型的病毒感染患者。

图像分类和识别是医学影像学临床诊断的最终目标，是目前人工智能技术与临床紧密结合的具有广泛应用前景的研究方向。深度学习技术应用于临床、辅助临床精确诊断和精准医疗的时代将为期不远。

二、深度学习的医学影像识别应用实例

基于机器学习技术识别病变部位，往往需要对病变部位图像进行手动分割，然后提取图像特征，训练建模，而手动分割费时且繁琐。深度学习则可以直接针对包含病变的图像进行训练建模，实现"自动"识别和分类病变部位。接下来介绍深度学习技术在医学影像识别的几种应用实例。

1. 深度学习在 PD 识别中的应用

本实验中使用 ResNet-18 网络（参考第三章第四节 ResNet 模型介绍），网络架构如图 8-9 所示。最后一层 Dropout 称为随机失活层或防过拟合层，其作用是随机按比例将网络模型的神经元设置为 0，用以提高网络的泛化能力。

实验中分别基于 MRI T_1WI 和 ^{18}F-FDG-PET 模态数据，训练 ResNet-18 网络进行 PD 分类预测。由于数据有限，为了保证模型稳定性，实验中采用四折交叉验证的训练模式（图 8-10）。交叉验证的基本思想是将原始数据集进行分折（fold，分组），一部分作为训练集，另一部分作为测试集。首先用训练集对分类器进行训练，再利用测试集来测试训练得到的模型，以此作为评价分类器的性能指标。

表 8-3 显示了训练后模型的 PD 预测准确率。结果显示，基于 MRI T_1WI 影像在训练集和测试集上的 PD 预测准确率分别达到 81% 和 79.5%，而基于 ^{18}F-FDG-PET 影像则分别达到 88.5% 和 81.75%。

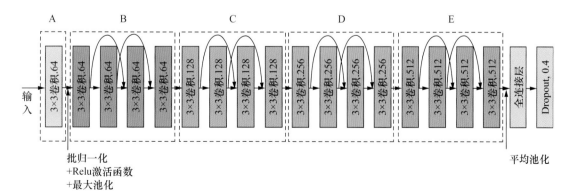

图 8-9　ResNet-18 架构示意图

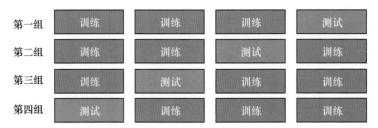

图 8-10　四折交叉验证方法示意图

表 8-3　基于 MRI T_1WI、^{18}F-FDG-PET 和深度学习的 PD 预测实验结果

模态−序列	总样本数量	训练集数量	测试集数量	4 折交叉验证训练准确率	4 折交叉验证测试准确率
MRI T_1WI	92	69	23	0.81	0.795
^{18}F-FDG PET	84	63	21	0.885	0.8175

DNN 的可解释性也是近年来的研究热点，尤其是临床应用对可解释性要求更高。为了更清楚地了解 CNN 的工作过程，实验中也通过可视化技术展示 ResNet 网络的计算过程。图 8-11 和图 8-12 分别显示了以 MRI T_1WI 和 ^{18}F-FDG PET 影像为输入时的卷积计算过程，其中图 A 为不同模态影像原图，图 B ～ E 分别表示经过 ResNet-18 卷积层 B 至卷积层 E 计算后提取到的图像特征图。

2. 深度学习在肺结节良恶性识别中的应用

肺部的癌症发病率和死亡率在所有癌症中位居前列，肺结节的正确检测对于早期肺癌的诊断和治疗具有重大作用和意义。有实验使用来自 LIDC-IDRI 的数据集。LIDC-IDRI

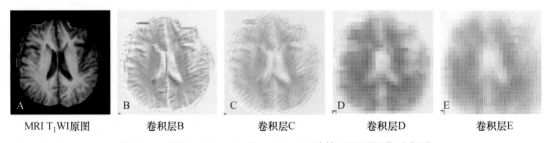

MRI T_1WI原图　　卷积层B　　卷积层C　　卷积层D　　卷积层E

图 8-11　基于 MRI T_1WI 的 ResNet-18 计算过程可视化示意图

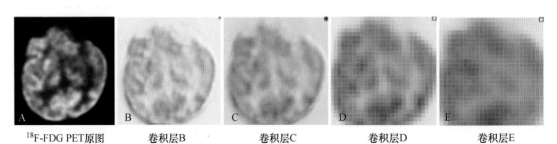

^{18}F-FDG PET原图　　卷积层B　　卷积层C　　卷积层D　　卷积层E

图 8-12　基于 ^{18}F-FDG PET 的 ResNet-18 计算过程可视化示意图

数据集是由美国国家癌症研究所发起收集的，共有 1018 例数据。每个实例包含临床胸部 CT 扫描图像和相关的 XML 文件，XML 文件记录 4 位经验丰富的胸部放射科医师对结节恶性程度的评分：1 ~ 5 级，1 代表低恶性，5 代表高恶性。选择每个结节的平均恶性程度评分。对于平均分低于 3 的结节，将其标记为良性结节；对于平均分高于 3 的结节，将其标记为恶性结节。移除平均分为 3 的结节（不确定恶性或良性）。最终得到 1186 个结节，有 650 个良性结节和 536 个恶性结节，其中 75% 用于训练集和验证集，25% 用于测试集。

为了有效提高肺结节分类方法的诊断性能，实验采用融合多维度卷积神经网络（fusion-multiscale densely convolutional neural network，Fusion-MDCNN）的肺结节良恶性分类模型。融合分类模型 Fusion-MDCNN 包括三部分：第一部分是多尺度密集连接网络分类模型 MS-DenseNet，可以在同一个网络模型中学习结节多尺度特征，并通过对特征的充分利用，在使用更少参数的同时达到更好的效果；第二部分是三维卷积神经网络分类模型 3D CNN，该模型能够充分利用三维 CT 图像空间上下文信息，提取出更具判别性的特征；第三部分是将各个模型分类结果进行加权融合，以达到更准确的分类结果。

融合分类模型 Fusion-MDCNN 的分类性能评估结果总体准确率达到 92.95%，各方面性能明显高于任意一个单独分类模型。实验结果表明，多模型融合方法对于提高分类性能是有效的（表 8-4）。在测试集部分的结节分类结果中，对于大部分结节，融合分类模型能够以 90% 以上的概率确定其良恶性，特别地，对于小部分特征明显的结节，融合模型能够 100% 确定其良恶性，可见融合分类模型具有优秀的分类性能。

表 8-4 不同模型对肺结节良恶性分类性能比较

模型	准确率（%）	准确率（%）	准确率（%）
2D CNN（32×32）	80.36	78.92	81.43
2D CNN（48×48）	83.82	81.43	84.60
2D CNN（64×64）	84.86	82.59	86.67
MS-DenseNet（32×32）	85.37	83.21	86.87
MS-DenseNet（64×64）	89.62	87.29	90.82
3D CNN（48×48）	91.07	88.74	92.57
Fusion-MDCNN	94.25	90.18	94.42

3. 深度学习在脑卒中的识别应用

脑卒中发病率、死亡率逐年上升，平均每 4 人中有 1 人发生脑卒中，每 6 秒有 1 人因脑卒中致残或死亡。在我国，脑卒中是居民第一位死亡原因，也是成年人残疾的首位病因。《中国卒中中心报告 2020》显示，2020 年我国 40 岁及以上人群患脑卒中人数高达 1780 万，为家庭和社会带来沉重负担。

　　药物和手术治疗可以改善缺血性脑卒中患者预后，然而治疗适应证对患者发病时间要求严格，美国心脏协会/美国卒中协会指南倡导溶栓治疗应在患者入院后 60 min 内完成。影像评估是脑卒中临床诊治的核心环节，2019 年最新版指南要求所有急性缺血性脑卒中患者均需进行 CT 平扫检查以除外脑出血，超时间窗患者进行 CT 灌注（CT perfusion，CTP）量化缺血半暗带体积，影像检查与评估时间需严格控制在 20 min 内。然而，影像数据海量，图像后处理耗时费力；早期脑缺血改变隐匿，主观评估结果异质性大；评分系统复杂，对医生能力要求高。如何提高脑卒中影像评估速度及准确性、提高一致性，是亟待解决的临床问题。

　　有研究采用 3D CNN 实现 CT 平扫图像上出血病灶的人工智能分割、定位及量化。脑出血在 CT 平扫上表现为脑内形状各异的高密度灶，CT 值为 50～60 Hu，按照部位可分为脑实质出血、脑室出血及蛛网膜下腔出血。高密度灶和脑结构分割是 CT 平扫脑出血定性及定位诊断的关键步骤。CT 平扫中高密度灶分割以医生手动勾画为金标准，采用 3D CNN 构建深度学习框架模型，实现脑出血灶定性诊断及分割，通过进一步计算，可实现脑出血体积量化。脑结构分割以医生手动勾画为金标准，分别标注 CT 平扫图像脑实质、脑室及蛛网膜下腔等结构，通过刚性配准对脑部进行摆正和粗定位，构建 3D CNN，实现出血灶定位诊断，最终自动化生成脑出血灶定性、定位诊断及体积量化报告。

　　在对急性缺血性脑卒中的 CT 智能图像识别应用中，有研究基于 U-Net 神经网络实现 CT 平扫图像上智能识别、定位缺血性卒中病灶并进行临床评分。急性缺血性脑卒中发生数小时后 CT 平扫便可发现受累脑组织 CT 值减低。阿尔伯特脑卒中早期 CT 评分（Alberta stroke program early CT score，ASPECTS）是临床分析急性缺血性脑卒中患者 CT 平扫早期脑缺血改变的方法，将大脑中动脉供血区分为 10 个区域，各赋值 1 分，总分 10 分。CT 值减低部位每累及 1 个区域，从总分中减 1 分。比较两侧脑组织 CT 值、精准分割大脑中动脉供血区是 ASPECTS 评价的关键。提取脑中线是进行两侧脑组织 CT 值比较的基础，以医生标注的脑中线为金标准，训练 U-Net 神经网络，实现脑中线自动化定位。通过比较双侧脑组织各体素 CT 值，筛选减低部位，实现早期识别脑缺血改变。以医生勾画 ASPECTS 分区模板为金标准，训练 U-Net 神经网络，实现早期脑缺血改变定位，最终计算获得 ASPECTS 得分。

　　随后进一步采用 4D-U-Net 神经网络实现 CTP 图像缺血半暗带的人工智能识别。以医生勾画的输入动脉及流出静脉为金标准，构建 4D-U-Net 多分类神经网络分别提取动、静脉，生成时间-密度曲线，通过去卷积模型计算脑血流量（cerebral blood flow，CBF）、脑血容量及残余功能达峰时间（time to maximum of the residue function，T_{max}），实现脑血流参数定量。梗死核心是指处于缺血状态且发生不可逆细胞凋亡的脑组织，CTP 上表现为患侧大脑半球相对 CBF < 30% 的体素。将 CT 平扫中线识别 U-Net 神经网络迁移至 CTP，实现脑中线自动化定位，通过比较双侧 CBF 获得相对 CBF，进一步设定阈值为 30%，实现自动量化梗死核心体积。缺血半暗带是指处于缺血状态但尚未发生不可逆细胞凋亡的脑组织，是急性缺血性脑卒中治疗的关键，CTP 上表现为 $T_{max} > 6$ s 的体素。通过设置 T_{max} 阈值为 6 s，实现自动获得缺血半暗带体积。

　　临床验证方面，回顾性纳入江苏省人民医院 50 例急性缺血性脑卒中患者（起病＜ 24 h），头颈 CT 血管成像证实存在颈内动脉、大脑中动脉闭塞，分别采用自主研发的 4D-U-Net 多分类神经网络（PerfusionGo）和 FDA 获批商用人工智能软件（Rapid，iSchemaView）处理 CTP 数据，比较梗死和缺血半暗带体积。结果显示 PerfusionGo 与 Rapid 梗死核心体积和缺血半暗带体积无显著差异（表 8-5）。

表 8-5　PerfusionGo 与 Rapid 梗死核心体积、缺血半暗带体积比较

参数	PerfusionGo	Rapid	p
梗死核心体积	21.05±31.89	18.66±26.67	0.16
缺血半暗带体积	155.07±105.54	144.36±106.71	0.28

　　本实例完成一站式卒中人工智能影像解决方案，覆盖平扫 CT、CTP，3 ～ 5 min 内智能评估，一站式输出多模态 CT 影像评估结果，快速判断卒中类型、出血病灶量化、ASPECTS 评分、智能评估缺血半暗带情况。人工智能技术助力卒中中心影像单元规范化建设，为急性缺血性脑卒中治疗提供全面的循证医学证据，实现精准治疗，造福百姓，提高整体卒中诊疗水平。

4. 深度学习在多发性硬化中的识别应用

　　多发性硬化（MS）是一种与免疫介导相关，以髓鞘损伤或脱失为主要病理特征的疾病，发病高峰年龄为 20 ～ 40 岁，是中青年人群中非外伤性致残的首要原因。患者一旦确诊，将面临不同程度的神经功能障碍，逐渐失去工作和生活能力，给家庭和社会带来沉重负担。85% 的 MS 患者为复发缓解型，其中约 30% 患者随着疾病复发转变为继发进展型，对高风险转归的进展型患者早期进行疾病修饰治疗可显著降低患者的残疾预后。但是，目前患者从复发缓解型转变为继发进展型的病理生理机制尚不明确，无明确区分转归风险的客观方法，且疾病修饰治疗的费用昂贵，对于转归风险较低的患者还需要额外承担药物不良反应的风险，如淋巴细胞减少、感染。

　　脑内病灶是预测疾病进展的主要指标，MRI 技术可客观提供 MS 患者脑内病灶数量、大小、体积等信息，然而这仍然是一项具有挑战性的任务。首先，影像数据量大，人工评估费时费力；其次，脑内病灶具有形状不同、分散分布和病变数量未知的特征，主观评估结果的异质性较大，对评估医生的要求较高。另有研究者提出了一种新的注意力和图驱动网络，它提出了一种新的局部注意相干机制，为像素及其邻近性之间的空间相关性构造动态的、可扩展的图。并且，框架中的空间通道注意模块通过聚合相关特征来强化病灶特征，以优化病灶的全局轮廓。此外，利用动态图，注意力和图驱动网络的学习过程具有可解释性，从而确保分割结果的可靠性。

　　在对 MS 患者的 MRI 图像智能识别应用中，Lu 等基于持久性同源性的动态拓扑分析框架实现 MRI 平扫图像上智能识别、定位 MS 脑内病灶并进行临床预后的预测。研究首先提出了动态层次网络，在多尺度网络上构造从稀疏到密集的信息性全局和社区级拓扑结构，构建多尺度全局拓扑框架。其次，为了量化多尺度的社区结构特征，研究利用分解社区持久性算法跟踪病灶社区特征的动态演化，将量化的病灶社区特征用于拓扑模式分析。该框架对于预测 MS 患者残疾程度预后的 AUC 为 0.767，优于既往相关的 7 种人工智能预测模型。

参考文献

［1］章毓晋.图像分析［M］.北京：清华大学出版社，2017：364-388.

［2］斯蒂格，乌尔里克，威德曼，机器视觉算法与应用［M］.杨少荣，段德山，张勇，等，译.北京：清华大学出版社，2019：240-317.

［3］张烁，张荣，张岩波.基于深度学习的医学图像识别研究综述［J］.中国卫生统计，2020，37（01）：150-156.

［4］Russakovsky O，Deng J，Su H，et al. ImageNet large scale visual recognition challenge［J］. International Journal of Computer Vision，2015，115（3）：211-252.

［5］Alexander A，John K T. A computational learning theory of active object recognition under uncertainty［J］. Int J Comput Vis，2013，101：95-142.

［6］Liu L，Ou Y，Wan L，et al. Deep learning for generic object detection：A survey［J］. International Journal of Computer Vision，2019，128（2）：261-318.

［7］Li F，Tran L，Thung K H，et al. A robust deep model for improved classification of AD/MCI patients［J］. IEEE Journal of Biomedical and Health Informatics，2015，19（5）：1-1.

［8］Dhungel N，Carneiro G，Bradley A P. A deep learning approach for the analysis of masses in mammograms with minimal user intervention［J］. Medical Image Analysis，2017，37：114-128.

［9］杨培文，胡博强.深度学习技术图像处理入门［M］.北京：清华大学出版社，2018：205-234.

［10］魏溪含，涂铭，张修鹏.深度学习与图像识别原理与实践［M］.北京：机械工业出版社，2019：236-265.

［11］张巧丽，赵地，迟学斌.基于深度学习的医学影像诊断综述［J］.计算机科学，2017，44（S2）：1-7.

［12］Liu S，Liu S，Cai W，et al. Multimodal neuroimaging feature learning for multiclass diagnosis of Alzheimer's disease［J］. IEEE Transactions on Biomedical Engineering，2015，62（4）：1132-1140.

［13］吕鸿蒙，赵地，迟学斌.基于增强 AlexNet 的深度学习的阿尔茨海默病的早期诊断［J］.计算机科学，2017，44（S1）：50-60.

［14］Huang Y，Xu J，Zhou Y，et al. Diagnosis of Alzheimer's disease via multi-modality 3D convolutional neural network［J］. Frontiers in Neuroscience，2019，13：509.

［15］Mei J，Desrosiers C，Frasnelli J. Machine learning for the diagnosis of Parkinson's disease：A review of literature［J］. Frontiers in Aging Neuroscience，2021，13：633752.

［16］王丽会，秦永彬.深度学习在医学影像中的研究进展及发展趋势［J］.大数据，2020，6（06）：83-104.

［17］吴保荣，强彦，王三虎，等.融合多维度卷积神经网络的肺结节分类方法［J］.计算机工程与应用，2019，55（24）：171-177.

［18］Chen Y，Lin Y，Xu X，et al. Classification of lungs infected COVID-19 images based on inception-ResNet［J］. Comput Methods Programs Biomed，2022，225：107053.

［19］Jacobs B M，Peter M，Giovannoni G，et al. Towards a global view of multiple sclerosis genetics［J］. Nat Rev Neurol，2022，18（10）：613-623.

［20］Xin B，Huang J，Zhang L，et al. Dynamic topology analysis for spatial patterns of multifocal lesions on MRI［J］. Med Image Anal，2022，76：102267.

［21］Chen Z，Wang X，Huang J，et al. Deep attention and graphical neural network for multiple sclerosis lesion segmentation from MR imaging sequences［J］. IEEE J Biomed Health Inform，2022，26（3）：1196-1207.

（本章作者：傅璠　张苗　孙洪赞）

第九章
医学影像组学

医学影像组学是一个目前正在快速发展的学科领域，涉及挖掘医学影像中的定量影像组学特征，并使用统计学或机器学习的方法，筛选出最有价值的影像组学特征。这些反映人体组织与病灶的影像特征，可以单独或者结合人口学、组织学、基因组或蛋白质组数据用于解析临床信息。医学影像组学作为一门刚起步的学科，短短几年内就在疾病鉴别诊断、疗效评估、预后预测等多个领域的研究中取得了飞速进展。

第一节　医学影像组学概述

随着对分子生物学和分子医学研究的不断深入，以及高通量基因测序技术的应用，研究者发现疾病病灶形态或功能上的变化主要始于个体基因、细胞或微环境的改变。因此要实现以患者为核心的个体化精准医疗，便对医学影像学提出了新的挑战，即从传统医学影像中充分挖掘能够反映人体细胞或分子水平变化的影像标志物。随着精准定量医学影像技术的快速发展、图像识别技术和数据算法的不断更新，医学影像大数据的挖掘和分析得以实现，极大程度扩展了医学影像的信息量。影像组学（radiomics）正是在可视化、精准定量化影像技术和人工智能技术的推动下，兴起的一种基于提取组织异质性，对图像信息进行深度挖掘以及定量分析的影像学数据分析方法。

基于对图像信息进行纹理分析后能够得到高通量特征的特点，并受基因组学以及肿瘤异质性的启发，2012 年荷兰学者 Lambin 在先前学者工作的基础上提出了影像组学（也称为放射组学）的概念，认为"高通量地从放射影像中提取大量特征，采用自动或半自动分析方法将影像学数据转化为具有高分辨率的可挖掘数据空间"的医学影像，可以全面、无创、定量地观察肿瘤的空间和时间异质性。这个理念的提出在随后几年间迅速被越来越多的学者改进与完善。2012 年 Kumar 等将影像组学进一步定义为"高通量地从 CT、MRI 和 PET 图像中提取并分析大量高级的定量影像学特征"，将影像组学的应用范围定义到多模态影像数据。2016 年 Gillies 等认为影像组学打破了人们观察医学影像仅仅通过视觉定性判断的传统，通过一系列一阶、二阶以及更高阶的纹理特征统计量来描绘图像的本质，并提出从图像到数据的转换以及对数据的挖掘将提升对医学决策的支持。2017 年 Lambin 等再次提出影像组学特征应该和每位患者的其他个人信息相结合，如临床、基因、免疫组化等数据，从而建立医学影像与精准医疗之间的桥梁。近几年来，越来越多的专家学者开始从事影像组学的研究，他们利用该方法对医学影像信息进行深度的挖掘处理，运用统计学与数据分析的方法从高通量特征中筛选出关键特征信息构建模型，在疾病鉴别诊断、疗效评估以及预后预测等方向进行了全面的探索，研究疾病类型广泛，包括功能性或器质性疾病、感染性或非感染性疾病等。

第二节　医学影像组学方法

一、医学影像组学流程概述

医学影像组学方法一般分为六个主要步骤：标准医学影像数据获取和筛选、图像分割、图像特征提取、图像特征选择、模型建立与模型验证。医学影像组学技术处理数据的流程见图 9-1。

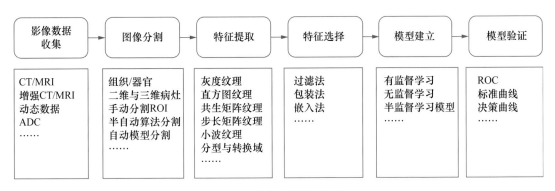

图 9-1　影像组学处理流程

二、医学影像组学的具体流程与规范

1. 标准医学影像数据获取和筛选

影像组学作为一门分析放射影像的学科，无论是从反映解剖结构的形态学结构影像、反映脏器功能的功能影像，还是反映分子分布、摄取或代谢的分子影像，都可以在相应的平台上进行多模态影像的收集与处理，常见于影像组学研究的有 US、CT、血管造影、SPECT、PET、MRI 等数字影像。

在收集影像数据前，首先需要根据明确的研究方向进行数据筛选，例如做肿瘤分型或肺炎分型的鉴别诊断，所选影像数据是否有病理或病原学检测金标准进行对照；做影像学疗效评估时，是否具有多期治疗相应的影像资料匹配等。此外，还应注意以下方面：第一，样本量估算，为避免由于特征过多而造成的过拟合问题，数据量应达到一定规模。研究表明，对于机器学习算法，若要使均方根误差低于 0.01，样本量应不低于 80。此外，也需要根据研究设计的类型，在使研究结论具有一定可靠性（检验效能）的基础上，根据主要指标（计数资料、计量资料或生存资料）确定最少的样本量。经验数据表明，对于线性模型（例如逻辑回归问题），建议样本量为特征个数的 10 ～ 15 倍。第二，根据研究问题使数据相对集中，由于影像组学特征计算是针对 ROI 进行，当 ROI 过小时，部分影像组学特征将会没有意义或无法计算。第三，尽量保证数据质量控制信息一致，在影像组学研究中，为了保证影像组学特征提取的可重复性，并获得更加可靠准确的结果，需要保证影像扫描质量。理想状态下需要使用同一机型扫描，对比剂用量、层厚、层间距、管电压 /管电流、图像重建方法等尽量保持一致，以减少图像的异质性。若采用多中心影像数据，影像特征提取前，应根据研究需求选取恰当的图像标准化过程，包括图像重采样、配准、灰度归一化以及灰度离散化等。

2. 图像分割

图像分割是指将图像分成若干个特定、具备独特属性的区域，并提取感兴趣目标的技术和过程。根据研究目的的不同，图像分割的目标可以是病灶、正常参考组织或是组织解剖结构，可以是三维或是二维区域，影像组学随后的分析研究都围绕这些从图像内分割出来的区域进行。图像分割的可变性会导致影像组学特征提取的偏差，而组织的异质性则给精准、可重复、稳定的分割带来了巨大挑战。目前常见的 ROI 分割方式包括如下三种：手动分割，由有经验的影像专家手动勾画 ROI；半自动分割，影像专家通过辅助软件实现人机交互，基于半自动算法勾画 ROI；全自动分割，通过大量相同案例的学习，运用人工智能技术构造自动分割模型进行 ROI 勾画。图 9-2 显示了 ^{18}F-FDG PET 心肌图像采用三种不同心肌分割方法获得左心室 ROI 的图像。

手动勾画 ROI 费时、费力、主观，目前一般以此作为其他自动或半自动勾画方法的金标准，但在大数据之下，这种方式并不实用。自动和半自动分割方法主要目的是实现在最大程度自动化和最小程度的人为干预下，进行准确且可重复性高的 ROI 勾画。在通常的影像组学特征提取流程中，常会根据同一个操作者多次重复勾画结果以及不同操作者分别勾画结果之间的一致性分析，来筛选可重复性及可靠性高的特征，以有效限制可变性操作引起的特征提取偏差。虽然目前应用于影像组学的全自动分割基本依据各自的数据集进行，尚无统一方法和标准，但随着深度学习的发展和计算机计算速度的提高，病灶的自动分割已成为热门研究方向，而对于正常器官组织的全自动分割来说，技术相对成熟和稳定。

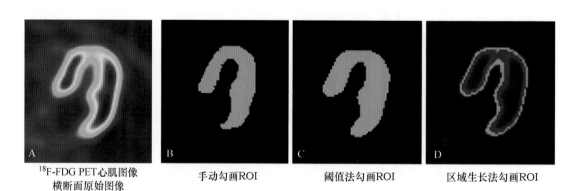

A　^{18}F-FDG PET心肌图像
横断面原始图像　　B　手动勾画ROI　　C　阈值法勾画ROI　　D　区域生长法勾画ROI

图 9-2　^{18}F-FDG PET 心肌图像采用三种不同心肌分割方法获得左心室 ROI 的图像

3. 特征提取

影像组学的核心步骤就是提取高通量的特征来定量分析 ROI 的实质属性。基于图像生物标志物标准化倡议的统计划分，常将影像组学特征分为形状特征、一阶统计学特征、纹理特征、高阶特征以及基于图像转换的特征。

（1）形状特征：用于描述 ROI 的形状及其集合特性，常用的参数有体积、不均匀度、体表面积比、球形度等。一阶统计学特征常基于直方图属性描述各个体素值的分布，但不考虑体素的空间分布。

（2）一阶统计学特征：为基于全局灰度直方图，反映所测体素的对称性、均匀性以及局部强度分布变化，包括灰度平均值、最大值、最小值、方差、百分位数、偏度和峰度等。偏度反映了数据分布曲线向左（负偏，低于平均值）或向右（正偏，高于平均值）的不对称性，而峰度反映了数据分布相对于高斯分布因离群而产生的尾部。

（3）纹理特征：通过计算体素之间的统计关系获得，能够反映体素特征分布的空间性，例如这些特征可由灰度共生矩阵（gray-level co-occurrence matrix，GLCM）、灰度游程长度矩阵（gray-level run-length matrix，GLRLM）等获得。最简单的方法是分析绝对梯度（absolute gradient），它反映了整个图像中灰阶强度波动的程度或突然性。对于两个相邻的像素或体素，如果一个是黑色的，另一个是白色的，那么梯度是最高的，而如果两个像素都是黑色的（或都是白色的），那么该定位处的梯度是零。GLCM 是一个二阶灰度直方图，反映在给定的方向和距离上预设的成对体素值出现的概率。这些像素或体素在不同的方向上（二维分析为水平、垂直或对角线，三维分析为 13 个方向），并且像素或体素之间有预定的距离。特征包括熵（entropy），这是衡量灰度不均匀性或随机性的指标；角二阶矩（angular second moment），也称为均匀性（uniformity）或能量（energy），反映灰度均匀性或秩序；以及对比（contrast），强调属于一个像素或体素对的像素或体素之间的灰度差异。GLRLM 描述相同灰阶的体素在指定方向上连续出现的长度。GLRLM 提供了在一个或多个方向上，在 2 或 3 个维度上具有相同灰度的连续像素的空间分布信息。特征包括分数（fraction），评估属于游程的像素或体素在 ROI 内的百分比，因此反映颗粒度；长 / 短游程强调（逆）矩［long- and short-run emphasis（inverse）moments］，针对长 / 短游程进行加权；灰阶 / 游程长度不均匀性，分别评估游程在不同灰阶和游程长度上的分布。

（4）高阶特征：与纹理特征的矩阵不同，高阶特征往往研究的是 3 个或更多体素之间的联系。最常用的如灰度尺寸区域矩阵，用以量化图像中连续体素值的区域。具有相同灰阶的相互连接的相邻像素或体素的组数（所谓的区域）的计数构成了矩阵的基础，纹理越均匀，矩阵就越宽越平。灰度尺寸区域矩阵不是针对不同方向计算的，而是针对定义邻域的不同像素或体素距离计算的。特征与 GLRLM 相同，包括分数（fraction）、大 / 小区域强调（large- and small-zone emphasis）等。邻域灰度差矩阵用以量化体素灰阶与特定距离内邻域的平均灰度值之间的差异，主要特征包括粗糙度（coarseness）、繁忙度（busyness）、复杂度（complexity）。粗糙度反映了中心像素或体素与其邻域之间的灰阶差异，可捕获灰阶强度的空间变化率。繁忙度反映了中心像素或体素与其相邻像素之间的快速灰度级变化，因此由许多具有明显不同灰度级的小区域组成的 ROI 将具有更大的繁忙度。邻域灰度相关矩阵（neighborhood gray-level dependence matrix，NGLDM）为基于体素值测量相邻体素值之间的差异。如果在定义的灰阶差异范围内满足相关性标准，则在预定距离内的相邻像素或体素被视为连接到中心像素或体素。然后分析 ROI 是否存在中心像素或体素与强度为 i 和 j 的邻近像素或体素。特征包括反映异质性和同质性的大依赖性强调（large dependence emphasis）和小依赖性强调（small dependence emphasis），以及灰度不均匀性（gray-level nonuniformity）和依赖均匀性（dependence uniformity），分别反映整个 ROI 的灰度和灰度依赖性的相似性。

（5）基于图像转换的特征：主要指对图像应用滤波或数学变换后再由统计方法获得的特征，目的是识别非重复模式、噪声抑制或突出细节等，经滤波或转换处理后可从图像中提取上千个特征，其中最典型的是小波特征，经小波分解计算可获得原始图像的强度和纹理信息。

pyRadiomics 是一个开源 Python 代码包，可用于从医学影像组提取符合图像生物标志物标准化倡议定义的特征。表 9-1 中列举了 pyRadiomics 里部分比较常用的影像组学特征。

表 9-1　影像组学特征参数示例

特征类型	特征数目	常见特征名称
形状特征	26	网格体积、表面积、表面积体积比、球度、致密性、最大 3D 直径
一阶统计学特征	19	能量、熵、最大值、均值、中值、偏度、峰度、方差、峰度、均匀性
GLCM	24	自相关、对比度、相关性、差熵、联合能量
GLRLM	16	行程不均匀性、高灰度行程强调、行程熵、行程方差

4. 特征选择

通过特征提取后的特征数量可能有几百到几万不等，然而并不是每一个特征都与要解决的临床问题相关联，而且由于特征数量相对较多，样本数量较少，容易导致随后的模型出现过拟合的现象，最终影响模型的准确率。特征选择是根据某些评估准则，从特征集中直接选取合适的子集，或者将原有的特征经过线性/非线性组合，生成新的特征集，再从新特征集中选取合适子集的过程。通常来说，从两个方面考虑来选择特征，即特征的发散性和特征与目标的相关性，已有的特征选择方法大致分为以下几类（图 9-3）。

（1）过滤法：按照特征的发散性或者相关性对各个特征进行评分，设定阈值或者待选择特征的个数，进而选择特征，如相关性分析、方差分析和秩和检验、随机森林方法等。

（2）包装法：根据目标函数（通常是预测效果的评分），每次选择若干特征，或者排除若干特征，如递归特征消除法等。

（3）嵌入法：先使用某些机器学习的算法和模型进行训练，得到各个特征的权值系数，根据系数从大到小选择特征。该方法通过训练一个模型来确定特征的优劣，目前常

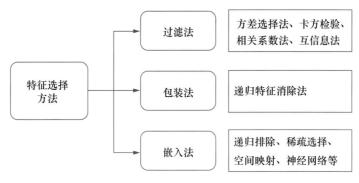

图 9-3　特征选择常见方法

用的特征降维方法包括递归排除、稀疏选择、空间映射、神经网络等，例如经常使用到的 L1 正则化（Lasso 或 L1 正则化的逻辑回归）特征降维方法和主成分分析（PCA）方法等。

5. 模型建立

针对具体的临床问题，在其临床金标准的基础上建立由上述特征筛选出来的关键特征，或进一步结合影像组学以外的特征（如临床体征、病理、基因检测数据）组合而成的预测模型。模型一般有几个选择指标，包括预测的准确性、可解释性、稳定性。目前常用的预测模型包括有监督的分类器，如逻辑回归模型、SVM 模型、随机森林、贝叶斯分类器和 CNN 模型等；无监督分类或聚类模型，如 K-Means 聚类、高斯混合聚类、密度聚类、层次聚类等。在理想场景中，应该使用多种机器学习方法反复验证，并对模型实现过程进行全面记录（图 9-4）。

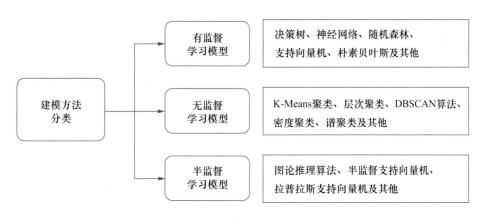

图 9-4　建模方法分类

6. 模型验证

模型建立后必须进行内部验证，理想情况下，还应进行外部验证。常用的模型验证方法包括：评价指标分析，如 ROC、AUC、特异度和灵敏度等；校准曲线，反映实际观测结果与模型预测结果间的一致性，校准可用校准图和大 / 斜率校准表示；布里尔分数，预测误差平方的平均值，可衡量模型整体表现；决策曲线分析，受试者工作特征曲线（ROC）分析侧重评估模型的准确性，其优势在于它将决策者的偏好整合到了分析中，以获取在某种模型指标下，对患者采取某种决策时患者的净收益如何。

第三节　医学影像组学的应用

随着越来越多专家学者们的科研成果得到认可，影像组学正在逐渐成为备受放射科医生们欢迎的工具。通过定量研究肿瘤内部的异质性，影像组学在鉴别诊断、疗效评估、预后预测等方向都开始展现出杰出的能力。以下简要介绍影像组学在 CT、MRI、PET 上的应用进展。

一、肿瘤鉴别诊断

1. 肺癌的鉴别诊断

肺癌是对人群健康和生命威胁最大的恶性肿瘤之一，近 50 年来许多国家都报道肺癌的发病率和死亡率均明显增高，男性肺癌发病率和死亡率均占所有恶性肿瘤的第一位，女性发病率和死亡率占第二位。在肺癌诊断中最广泛使用的成像方法是 CT，肺肿瘤在 CT 图像中呈现很强的对比度，包括图像中肿瘤灰度值强度差异、肿瘤内纹理差异和肿瘤形状差异。Obert 等从增强 CT 密度直方图中获取信息，就不同肺实质组之间的分类特性进行评估。他们通过从 220 病例（正常＝71，肺气肿＝73，纤维化＝76）中提取 CT 密度直方图，利用影像组学中多因素逻辑斯谛回归分类器，得到准确率、灵敏度、特异度和 Nagelkerke 伪 R2（NR2）效应大小的估计，结果显示当考虑肺气肿指数、第 15 百分位值、平均值、方差、偏度、峰度这 6 个参数时，影像组学分类器得到最优性能：准确率 92%、灵敏度 0.95、特异度 0.89、NR2 0.95，远远高于一个专业医生的人工判断。不仅如此，Choi 等更是利用影像组学在低剂量 CT 诊断肺部结节的效能上与美国放射学会肺部 CT 早期肺癌筛查数据系统作比较，他们通过 SVM-LASSO 模型在 72 例有肺部结节的病例上训练影像组学分类器，并利用十折交叉法进行内部验证，结果发现，影像组学分类器的准确率为 84% 且 AUC 值为 0.89，而利用 Lung-RADS（lung imaging reporting and data system）（一种低剂量 CT 扫描肺癌筛查的常用分类标准）的准确率仅为 72%、AUC＝0.77。利用影像组学分类器的预测结果准确率比 Lung-RADS 高 12.4%，这表明影像组学未来在预测早期肺结节上能够实现更大的进展。

2. 乳腺癌的鉴别诊断

全球乳腺癌发病率自 20 世纪 70 年代末开始一直呈上升趋势。根据资料显示，我国肿瘤登记地区的乳腺癌发病率位居女性恶性肿瘤的第 1 位。临床上发现组织学类型和病理分期相同的患者，在临床表现、治疗反应性和预后等方面有很大的差异，其原因在于乳腺癌存在不同的分子分型。Monti 等对 49 例确诊为乳腺浸润性导管癌的患者进行了研究，利用动态增强 MRI 血流动力学参数（转运常数 Ktrans、速率常数 Kep、细胞外间隙分数 Ve、AUC、阻力指数 R1）结合影像组学来构建模型，并对分子受体状态（ER$^+$/ER$^-$、PR$^+$/PR$^-$、HER2$^+$/HER2$^-$）、三阴性与非三阴性、ki67$^+$/ki67$^-$ 和病灶等级（Low/High）进行分类，从而判断癌症的分子亚型，其结果发现利用影像组学结合动态增强 MRI 中的定量参数构造的模型，对分子受体状态预测的平均准确率为 85%、灵敏度 0.80、特异度 0.75，AUC 值为 0.83。不仅如此，对应模型对三阴性与非三阴性、ki67$^+$/ki67$^-$ 和病灶等级（Low/High）的分类效果准确率都达到了 70% 以上，并发现 DCE 药代动力学参数与 TN 有明显的一致性。

3. 其他肿瘤的鉴别诊断

除此之外，影像组学在脑肿瘤的鉴别诊断中也有非常快速的进展。Kang 等利用影像组学在 MRI 弥散加权图像上对酷似胶质母细胞瘤的典型原发性中枢神经系统淋巴瘤做了区分，并进行了外部验证，结果显示利用递归降维及随机森林分类的影像组学模型在外部验证中表现最优（AUC＝0.944），比人类读者的预测结果（AUC＝0.896 ～ 0.930）更加理想。

当然，现今影像组学对肿瘤鉴别的应用已经延伸到了各个部位，在消化道、肝、前列腺等全身各器官中均有研究报道。

二、疗效评估与临床决策

不同于传统的医学影像辅助诊断，影像组学基于数据分析的方法从大量医学影像中挖掘出图像特征作为新的标志物，有助于临床选择合适的治疗方案并监测治疗效果，实现疗效评估的功能。

Horvat 等利用影像组学基于 MRI T$_2$WI、弥散加权成像对直肠癌新辅助放化疗（chemoradiotherapy，CRT）患者的病理完全缓解（pathological complete remission，PCR）进行评估，通过回顾性研究 114 例直肠癌患者在进行 CRT 后的 MRI 图像，由一位专家在高分辨率 T$_2$WI 图像中勾画 3D-ROI，以及随机森林分类器进行训练，结果发现 21 例患者（18%）达到 PCR，ROC 曲线下面积为 0.93（95% 置信区间：0.87，0.96），灵敏度为 100%（95% 置信区间：0.84，1），特异度为 91%（95% 置信区间：0.84，0.96），阳性预测值为 72%（95% 置信区间：0.53，0.87），阴性预测值为 100%（95% 置信区间：0.96，1）。这结果表明相较于 T$_2$WI 和弥散加权成像定性评价来评估 PCR，影像组学显示出了更好的分类性能。

目前诱导化疗结合 CRT 已经被证实可以大大提高鼻咽癌患者的存活率，Wang 等利用 MRI 影像组学预测鼻咽癌患者对诱导化疗的反应。通过回顾性分析 120 例经活检证实患有鼻咽癌（Ⅱ～Ⅳ期）的患者，建立了一张评判诱导化疗反应的评分图，其结果发现，基于多个图像提取的影像组学分类器性能优于 T$_1$WI 增强图像（AUC＝0.822 *vs.* 0.715）。为了研究头颈部 CRT 后的反应情况，Gabryś 等先后对 CRT 后口腔干燥症和神经性听力丧失进行了风险评估。利用影像组学分类器进行预测后结果发现，SVM 和极端随机树是表现最好的分类器，而特征选择的最佳选择是基于逻辑回归的算法，并且预测准确率都超过了 70%，总体 AUC 范围在 0.74 ~ 0.88 之间。

通过以上研究可以充分表明，影像组学可用于治疗方式的选择和临床疗效的评估，对多种癌症的个体化治疗方案制订有指导意义。

三、预后预测

根据 Oikonomou 等 2018 年 3 月在 *NATURE* 上发表的一篇文章，他们回顾性分析了体部立体定向放疗（stereotactic body radiotherapy，SBRT）治疗的 150 例肺癌患者 172 个病灶，利用 PET/CT 图像得到 21 个组学参数，并对 ROI 进行相对重采样验证，最后通过影像组学参数和最大标准摄取值（maximum standardize uptake value，SUV_{max}）预测肺癌患者 SBRT 治疗的临床预后生存率。在通过 PCA 进行无监督特征约简后，利用 Kaplan Meier 结合比例风险回归模型（分类器）来分析局部控制、肺叶控制、区域控制、远处控制、无复发进展及无复发生存率的临床结果。患者根据风险比评分分为高危组和低危组，采用 X-Tile 软件计算其阈值。用 Kaplan Meier 曲线和对数秩检验比较高危组和低危组生存曲线的差异。结果发现单一运用 SUV_{max} 不能预测总生存率、疾病特异性生存率及无复发生存率，而结合影像组学参数后可以进行有效的预测。通过这些预测模型可以提高早期肺癌患者 SBRT 治疗反应的预测，并可能影响患者辅助治疗，甚至手术效益决策。

Tang 等也对免疫病理学结合影像组学构建模型诊断非小细胞肺癌术后生存率进行了探讨，他们将预处理基因组参数与肿瘤免疫参数联系起来，开发了免疫病理-知情模型，模型最后依靠四个影像组学参数：均值、标准偏差、均匀度、派生 GLCM，结合 4 个基因组学特征将患者分成 4 个集群。最后根据预测结果确定了一个有利的结果组，其特征在于低 CT 值和高异质性，提示有利的免疫激活状态（测试组 5 年总生存率大于 95%），根据免疫微环境和患者结果制订了非小细胞肺癌的影像基因组学特征。

通过研究我们可以发现，医生们在利用影像组学进行预后预测的分析时，往往都与目前较为先进的一些定量分析方法做了一些完美的融合，例如临床参数、基因组学、免疫组学等。这也是今后影像组学的一种发展趋势，目的都是通过定量的参数来剖析问题的本质，并使预测的结果更加准确。

四、医学影像组学结合深度学习研究进展

1. 深层特征的提取方法

随着深度学习算法的快速发展，也逐渐出现了基于深度学习的特征提取方法，并用于临床问题的建模研究。与传统影像组学相比，深度学习模型有一个重要的优势，就是设计特征的全自动方法，无需医学专家的帮助。深层特征一般是通过 TL 从预训练的 CNN 中进行提取，但在之前很长一段时间，尺度不变特征转换（SIFT）和方向梯度直方图（HOG）在定义图像特征方面发挥了重要的作用，两者都基于图像邻域的两层表示：首先，将相邻像素组织成单元，然后将相邻单元组织成块，计算每个单元的方向直方图，并将单元直方图矢量连接起来，形成整个块的最终特征描述符，相邻像素之间的差值称为图像梯

度，即计算梯度方向的直方图。

直到 2012 的 ImageNet 挑战中，多伦多大学的一组研究人员几乎将前一年获奖者的错误率减半，他们的方法基于"深度学习"，与以前的神经网络模型不同，新一代模型包含许多层叠在彼此之上的神经网络层和变换。ImageNet2012 的获奖模型后被称为 AlexNet，其神经网络有 13 层。之后 ImageNet2014 的获胜模型 GoogLeNet 有 27 层，ImageNet2015 的获胜模型 ResNet 超过 100 层。深度学习架构提取特征主要包含卷积层、全连接层、归一化层和最大池化层，图像数据的深层特征可经过池化层、卷积层和全连接层后最终获取。

从表面上看，叠层神经网络的机制与 SIFT 和 HOG 的图像梯度直方图有很大的不同，但根据 AlexNet 的可视化显示可以看出，前几层本质上是计算边缘梯度和其他简单的操作，与 SIFT 和 HOG 相似；随后的层将局部模式组合成更全局的模式，最终的结果是一个比以前更强大的特征提取器。但是，训练这种复杂的模型需要大量的数据和强大的计算能力，这是直到最近才具备的条件。现代高性能显卡提供了强大的算力，加速了矩阵向量计算，这是许多机器学习模型的核心，深度学习方法的成功取决于大量可用的数据和大量的高性能显卡算力。

2. 深层特征的应用现状与挑战

目前已有运用深层特征进行临床问题研究的文献报道，Carneiro 等分别采用影像组学和深度学习的方法预测老年人 5 年死亡率，分别采用基于 CNN 的 ResNet3D 和 AlexNet3D 网络进行学习预测，研究表明深度学习和影像组学的精度相当。Lao 等基于术前多模态 MRI 图像共提取 1403 个手工特征，并基于预训练的 CNN 深度学习模型提取了 98 304 个深层特征，结果显示从 T_1 增强图像、T_1WI 和 T_2-FLAIR 图像的多个肿瘤亚区筛选提取的 6 个特征均为深层特征，表明通过 TL 提取的深层特征在预测多形性胶质母细胞瘤患者总体生存率方面优于传统的手工特征。Xu 等选用预训练的 AlexNet 作为特征学习的网络结构，从 ROI 的原始数据中学习图像特征，联合临床特征建模，在测试数据集中以 90% 的特异度和 87.83% 的灵敏度给出宫颈异型增生的最终诊断，明显优于使用单一信息源和以往多模式框架的方法。

深度学习正在推动医学影像分析朝着智能化决策的方向应用和发展，但其在医学影像分析领域仍然存在很大挑战性，缺少高质量、标准化的标注训练样本，同时由于样本量的限制，训练的模型会出现"过拟合"的问题。在提取深层特征方面往往是直接采用预训练的模型直接训练提取深层特征，虽然可以提取图像更高维度特征，但深层特征无明确定义，缺乏可解释性。

影像组学作为一门刚起步的学科，短短几年内就在疾病鉴别诊断、疗效评估、预后预测等多个领域的研究中取得了很快进展，但目前影像组学仍面临一些局限性。第一，从方法上来看，需要从基于 ROI 到基于体素提取影像特征，这样才能将特征可视化，以便于临床理解和采纳。第二，从技术上来看，例如对于边界模糊的病灶，应该制订怎样的标准进行勾画；应以什么标准评估医疗大数据中的隐含关系，减少模型的混淆；多中心之间数据的共享和联合，一定程度上解决了数据集较小以及外部验证的问题，但不同的数据获取设备，其图像获取、重建算法及参数设置都有很大差异，亟须制订和讨论影像数据的标准化采集或处理流程。第三，数据分析思路也需要改变，需要将病理诊断的标准从组织学层面引申到免疫组化、基因测序结果上，从关注影像本身，转化到从临床疾病出发，将临床信息结合起来；要高度关注治疗疗效评估和新药疗效监测。另外，大数据的共享依然面临挑战，它涉及文化、管理、监督和个人等方方面面的问题。第四，不应该由目前的技术去驱动影像组学的发展，更应该从医生在临床应用中出现的问题上着手，朝着真正能解决临床问题的方向去驱动影像组学。相信未来在广大医生与众多科研人员的一起努力下，更多标准的、深层次的、可解释的影像定量信息将从大量医学数据中挖掘，影像组学将为未来崭新的数字影像时代奠定一个坚实的基础。

参考文献

［1］ Lambin P，Rios-Velazquez E，Leijenaar R，et al. Radiomics：Extracting more information from medical images using advanced feature analysis［J］. European Journal of Cancer，2012，48（4）：441-446.

［2］ Kumar V，Gu Y，Basu S，et al. Radiomics：The process and the challenges［J］. Magn Reson Imaging，2012，30（9）：1234-1248.

［3］ Gillies R J，Kinahan P E，Hricak H. Radiomics：Images are more than pictures，they are data［J］. Radiology，2016，278（2）：563-577.

［4］ Lambin P，Leijenaar R T H，Deist T M，et al. Radiomics：The bridge between medical imaging and personalized medicine［J］. Nat Rev Clin Oncol，2017，14（12）：749-762.

［5］ Van Griethuysen J J M，Fedorov A，Parmar C，et al. Computational radiomics system to decode the radiographic phenotype［J］. Cancer Res，2017，77（21）：e104-e107.

［6］ Chen A，Karwoski R A，Gierada D S. Quantitative CT analysis of diffuse lung disease［J］. Radiographics，2020，40（1）：28-43.

［7］ Bartholmai B J，Raghunath S，Karwoski R A，et al. Quantitative computed tomography imaging of interstitial lung diseases［J］. J Thorac Imaging，2013，28（5）：298-307.

［8］ Jacob J，Bartholmai B J，Rajagopalan S，et al. Mortality prediction in idiopathic pulmonary fibrosis：evaluation of computer-based CT analysis with conventional severity measures［J］. Eur Respir J，2017，49（1）：1601011-1601021.

［9］ Occhipinti M，Paoletti M，Bartholmai B J，et al. Spirometric assessment of emphysema presence and severity as measured by quantitative CT and CT-based radiomics in COPD［J］. Respir Res，2019，20（1）：101-111.

［10］ De Giacomi F，Raghunath S，Karwoski R，et al. Short-term automated quantification of radiologic changes in the characterization of idiopathic pulmonary fibrosis versus nonspecific interstitial pneumonia and prediction of long-term survival［J］. J Thorac Imaging，2018，33（2）：124-131.

［11］ Park S O，Seo J B，Kim N，et al. Comparison of usual interstitial pneumonia and nonspecific interstitial pneumonia：quantification of disease severity and discrimination between two diseases on HRCT using a texture-based automated system［J］. Korean J Radiol，2011，12（3）：297-307.

［12］ Depeursinge A，Chin A S，Leung A N，et al. Automated classification of usual interstitial pneumonia using regional volumetric texture analysis in high-resolution computed tomography［J］. Invest Radiol，2015，50（4）：261-267.

［13］ Wang B，Li M，Ma H，et al. Computed tomography-based predictive nomogram for differentiating primary progressive pulmonary tuberculosis from community-acquired pneumonia in children［J］. BMC Med Imaging，2019，19（1）：63-73.

［14］Koo H J，Kim M Y，Koo J H，et al. Computerized margin and texture analyses for differentiating bacterial pneumonia and invasive mucinous adenocarcinoma presenting as consolidation ［J］. PLOS ONE，2017，12（5）：e0177379.

［15］Zhang T，Yuan M，Zhong Y，et al. Differentiation of focal organising pneumonia and peripheral adenocarcinoma in solid lung lesions using thin-section CT-based radiomics ［J］. Clin Radiol，2019，74（1）：78.e23-78.e30.

［16］Yanling W，Duo G，Zuojun G，et al. Radiomics nomogram analyses for differentiating pneumonia and acute paraquat lung injury ［J］. Sci Rep，2019，9（1）：15029-15037.

［17］Maldonado F，Moua T，Rajagopalan S，et al. Automated quantification of radiological patterns predicts survival in idiopathic pulmonary fibrosis ［J］. Eur Respir J，2014，43（1）：204-212.

［18］Yue H，Yu Q，Liu C，et al. Machine learning-based CT radiomics method for predicting hospital stay in patients with pneumonia associated with SARS-CoV-2 infection：a multicenter study ［J］. Ann Transl Med，2020，8（14）：859.

［19］Lao J，Chen Y，Li Z-C，et al. A deep learning-based radiomics model for prediction of survival in glioblastoma multiforme ［J］. Scientific Reports，2017，7（1）：10353-10360.

［20］Xu T，Huang X，Zhang S，et al. Multimodal deep learning for cervical dysplasia diagnosis ［C］// Ourselin S，Joskowicz L，Sabuncu M，et al. Medical image computing and computer-assisted intervention MICCAI 2016. Springer，Cham，2016：115-123.

［21］Obert M，Kampschulte M，Limburg R，et al. Quantitative computed tomography applied to interstitial lung diseases ［J］. European Journal of Radiology，2018，100：99-107.

［22］Choi W，Oh J H，Riyahi S，et al. Radiomics analysis of pulmonary nodules in low dose CT for early detection of lung cancer ［J］. Medical Physics，2018，45（4）：1537-1549.

［23］Monti S，Aiello M，Incoronato M，et al. DCE-MRI pharmacokinetic-based phenotyping of invasive ductal carcinoma：a radiomic study for prediction of histological outcomes ［J］. Contrast Media Mol Imaging，2018，2018：5076269.

［24］Kang D，Park J E，Kim Y H，et al. Diffusion radiomics as a diagnostic model for atypical manifestation of primary central nervous system lymphoma：development and multicenter external validation ［J］. Neuro-Oncology，2018，20（9）：1251-1261.

［25］Horvat N，Veeraraghavan H，Khan M，et al. MR Imaging of rectal cancer：radiomics analysis to assess treatment response after neoadjuvant therapy ［J］. Radiology，2018，287（3）：833-843.

［26］Wang G，He L，Yuan C，et al. Pretreatment MR imaging radiomics signatures for response prediction to induction chemotherapy in patients with nasopharyngeal carcinoma ［J］. European Journal of Radiology，2018，98：100-106.

［27］Gabryś H S，Buettner F，Sterzing F，et al. Design and selection of machine learning methods using radiomics and dosiomics for normal tissue complication probability modeling of xerostomia ［J］. Front Oncol，2018，5：8-35.

［28］Oikonomou A，Khalvati F，Tyrrell P N，et al. Radiomics analysis at PET/CT contributes to prognosis of recurrence and survival in lung cancer treated with stereotactic body radiotherapy ［J］. Scientific Reports，2018，8（1）：4003.

［29］Tang C，Hobbs B，Amer A，et al. Development of an immune-pathology informed radiomics model for non-small cell lung cancer ［J］. Scientific Reports，2018，8（1）：1922.

（本章作者：孙嘉辰 黄靖）

10 第十章

人工智能医学影像的挑战与展望

医学影像领域，部分人工智能产品已经开始应用于临床，其产业在国内已经初具规模。未来人工智能技术有望从受检者扫描前准备开始，融入到受检者摆位、医学影像采集、临床图像质量控制、临床医生诊断和健康管理模式的整个流程中，改变现在医学影像的工作流程和诊疗模式。

第一节 医学影像数据与算法

一、医学影像数据库建设

人工智能技术在很多领域中都已经取得了优异的成绩，但仍然有许多问题需要进一步深入研究。目前，医学影像数据库的建设和深度学习的前沿算法备受关注。创建基于医学影像大数据的图像数据库是推动医学影像人工智能发展的基础。经过标注的、高质量的数据集是构建医学影像数据库的前提，没有标注或标注质量较差的数据缺乏实际的临床价值。为此，国内外均非常重视多模态医学影像数据库的建设，例如 2010 年在美国国家癌症研究所的癌症成像计划资助下，弗雷德里克国家癌症研究实验室建立了癌症影像库，以加速推动肿瘤精准医学的发展。此外，可公开的医学影像大数据库还包括脑肿瘤 MRI 图像分割挑战赛数据集、老年痴呆症神经图像 ADNI 数据集等。

我国在 2016 年已经启动国家重点专项项目"精准医学研究"，有望在保障数据隐私的同时，建设可用于深度学习研究的医疗数据库。2022 年 1 月，国家卫生健康委启动医学放射影像数据库建设工作，计划在 2024 年完成多种疾病放射影像数据库的建设，以进一步促进医学影像人工智能的快速应用和发展。

二、深度学习算法发展

医学影像处理和分析目前主要是借助于自然图像处理领域中的深度学习技术，基于经典的 CNN、RNN、FCN 等，结合医学影像自身的特点而优化设计学习模型。但是，深层神经网络通常需要大量带标签的数据来执行训练任务，这一数据相关的特质限制了医学人工智能的广泛应用。现实中罕见病和疑难杂症的数据较少，由于患者隐私、数据安全等问题，数据收集行为的开展也较为困难。此外，医学影像的标注过程成本较高，对于不同的标注内容往往需要开发特殊的标注工具并交由有经验的医生进行。在上述多方面因素的共同作用下，导致某些高标注质量医学影像数据集非常稀缺。下文将介绍一些用于解决训练数据问题的新型深度学习方法。

1. 小样本学习

目前在医学影像深度学习中，小样本学习是一个非常前沿的课题。小样本学习的实现目前基本是两种方法，一种是迁移学习（TL），另一种是通过生成对抗网络（GAN）等方法进行计算机合成数据样本。

（1）迁移学习：TL 是机器学习领域解决训练数据不足问题的一种重要方法，它通过将某一领域［称为源领域（source domain）］学习到的"知识"（学习模型）应用到另一领域［称为目标领域（target domain）］中，以提高目标领域的学习任务（预测模型）的性能，这里源领域通常具有充分的训练大数据，而目标领域则训练数据不足。通过 TL 方法可以减少目标领域对大量训练数据的依赖（图 10-1）。

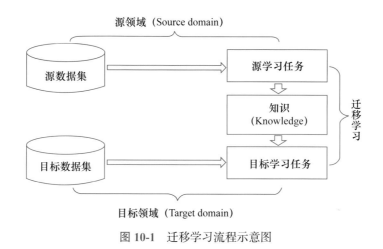

图 10-1　迁移学习流程示意图

要实现小样本学习必须具备一些特定条件，譬如模型学习前已经吸取了一定类别的大量知识，再加之新类别的极少量数据，最终实现小样本模型的形成。因此小样本学习的关键是在算法中纳入合适的先验知识，比如学过钢琴的人再去学小提琴比完全不懂乐理知识的人肯定学得快。因此在 TL 中，神经网络的训练分为两个阶段，第一阶段为预训练阶段，通常在代表多种标签/类别的大规模基准数据集（如 ImageNet）上训练神经网络；第二阶段为微调预训练的网络，在感兴趣的特定目标任务上进一步训练，此时可能需要比预训练数据集少的标签样本。预训练阶段帮助网络学习到可以在目标任务上使用的通用特征。

具体到医疗图像领域，在 TL 的背景下，针对 ImageNet 设计的具有相应预训练权重的标准结构体系，在医疗任务上进行了微调，比如胸部 X 线、识别眼部疾病以及早期阿尔茨海默病诊断，这些任务处理对象是二维的医学影像，所以针对这种任务可以使用在 ImageNet 等数据库上表现效果较好的模型结构（如 DenseNet、VGGNet 等）作为训练的基准结构，并用其训练好的模型参数作为初始化参数进行医学影像训练。针对医学影像上常见的脏器分割也可以运用解剖结构知识去进行，如在 CT 图像中心脏通常位于胸部的左前方，这些位置信息可以作为先验知识和限制条件添加到分割深度学习网络中进行权重调整，能够让训练快速收敛，并达到让人满意的分割精度，或者可以利用已经训练好的相对脏器的模型作为预训练模型，然后对特定的医学影像任务进行微调。

（2）GAN：与其他深度学习框架不同，GAN 一般由一个生成网络（generator）与一个判别网络（discriminator）组成，生成网络用于把多种多样的输入映射到真实样本空间，生成能模拟真实数据的样本，判别网络则用于分辨生成样本的真伪。两个网络相互对抗、不断调整参数，最终目的是使生成网络学习到真实数据的分布（图 10-2）。

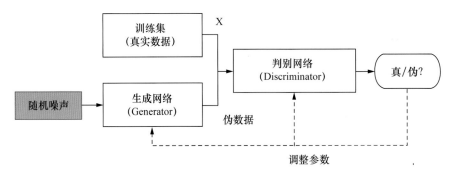

图 10-2　GAN 框架及流程示意图

每当在较小的数据集上进行训练时，特别是在处理医学影像时，经常会出现过度拟合的问题，而医学影像数据的标注需要由医学专家手动完成，因此数据标注成本高，高质量的标注数据有限。GAN 在医学影像的应用包括两种方式：一种方式是利用生成网络来帮助探索和发现训练数据的潜在结构和学习生成新的样本，以解决医学影像数据缺乏和患者隐私暴露问题；另一种方式是利用判别网络进行分类或是疾病区域的检测。Yi 等详细分析了近年来 GAN 在医学影像的应用，包括七大领域：重建（图像去噪）、合成、分割、分类、检测、配准和其他工作，并提供了 GAN 的多个应用实例，包括低剂量 CT 图像去噪、跨模态图像合成等。同时，该作者也提出了几点 GAN 应用的展望：第一，无监督 TL，消除由于不同设备所获取图像之间的差异带来的训练模型成本；第二，去除伪影，有助于减少重复检查的次数；第三，不同模态之间数据的转换与异常检测等。

2. 联邦学习

在医学领域，患者的数据隐私安全是非常重要的。由于医疗数据的安全性规定，在几种数据库中收集和共享患者数据通常是不可行的，如果训练数据只来自于数据孤岛，那很难进一步提升模型的性能。如何能在患者数据不共享的同时又能够提高模型性能是目前在医学领域推进人工智能的一大难题，解决此问题的一个最新方法是联邦学习（FL）。

FL 最早在 2016 年由谷歌提出，原本用于解决安卓手机终端用户在本地更新模型的问题，而 2019 年英伟达和伦敦国王学院的人工智能研究院利用 FL 训练神经网络，开发了分割脑肿瘤的技术。FL 本质上是一种分布式机器学习技术或机器学习框架，其目标是在保证数据隐私安全及合法合规的基础上，实现共同建模，提升人工智能模型的效果。因为

FL 只需要共享加密后的模型数据，而不涉及患者或者用户的隐私，所以越来越多的学者利用 FL 在医疗领域进行探索。FL 需要有参与方以及中心服务器，基于参与方之间数据分布的不同，FL 可以分为横向 FL、纵向 FL 以及联邦 TL（图 10-3）。

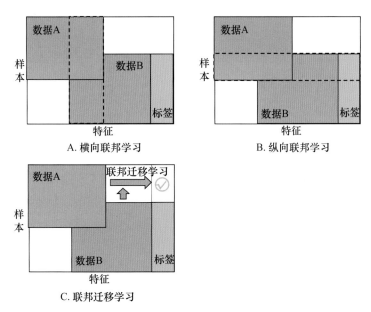

图 10-3　三种联邦学习方式

其中，横向 FL 适用于参与方的数据有重叠的数据特征，但拥有的数据样本不同的场景（图 10-3A）；纵向 FL 适用于参与者的训练数据有重叠的数据样本，但在数据特征上有所不同的场景（图 10-3B）；联邦 TL 则适用于参与方的数据样本和数据特征重叠都很少的情况。解决医疗中各个医院之间数据孤岛的问题，横向 FL 比较常用，横向 FL 的本质是样本的联合，适用于参与者间业态相同但触达客户不同，即特征重叠多、用户重叠少时的场景，比如不同地区的医院影像科之间业务相似（特征相似），但用户不同（影像资料样本不同）。实现横向 FL 主要有以下步骤：

（1）各个参与方从服务器中下载最新模型。

（2）每个参与方利用本地数据训练模型，梯度加密上传给服务器，服务器聚合各用户的梯度更新模型参数。

（3）服务器返回更新后的模型给各参与方。

（4）各参与方更新各自模型。

通过这种方式，各个参与方（医疗单位）既能保证本地数据不出域，避免数据泄露，又能联合其他参与方一同进行模型优化和数据分析，提高模型训练性能和泛化能力。

3. Transformer 模型

Transformer 是谷歌于 2017 年在"Attention Is All You Need"一文中提出的一种用于序列到序列任务的模型，它是一种完全基于自注意力机制（self-attention）、并行化处理数据的 DNN，完全避免了 RNN 的循环结构或 CNN 的卷积结构（图 10-4）。

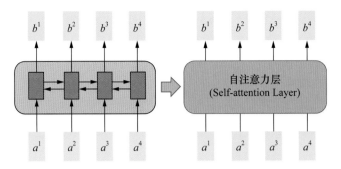

图 10-4　Transformer 模型结构示意图

　　一般来说常用多个 Transformer 层堆叠来构建可训练的神经网络，其精度和性能都高于之前流行的 RNN。在自然语言处理（NLP）领域，基于注意力机制的 Transformer 模型取得了很好的结果，但因为 Transformer 主要针对序列输入输出的问题，所以在它提出来以后，并没有马上在处理对象为二维或者三维图像的医学影像分析领域引起很大的反响。2021 年，Google 提出了视觉转换器（vision transformer，ViT），其结构如图 10-5 所示。ViT 是通过直接把图像分成固定大小的块（patches），然后通过线性变换得到嵌入块（patch embedding），这就类比 NLP 的 words 和 word embedding。由于 Transformer 的输入是一系列带有标签/令牌的嵌入块（a sequence of token embeddings），所以将图像的嵌入块送入 Transformer 后就能够进行特征提取进而分类了。

　　Transformer 模型在解决了图片编码为序列问题后，在计算机视觉领域也开始大展拳脚。由于 Transformer 模型较高精度的特性，所以其在医学影像上的研究也越来越多。2021 年 MICCAI 会议报道了 5 篇利用 Transformer 进行医学影像分割的工作，得出的结论都是其在常见的医学影像公开数据集上进行影像分割工作的效果比基于 CNN 的分割网络（如 U-Net）更好。当然 Transformer 模型也存在一些缺点，比如训练时间非常长，不利于部署加速等。总的说来，Transformer 在计算机视觉领域大放异彩也给了我们很多启发，除了持续关注深度学习在医学影像领域本身的发展应用外，也可以多去了解它在其他领域

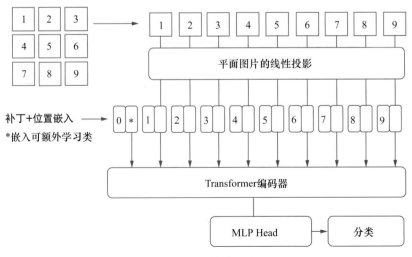

图 10-5　ViT 结构示意图

中的发展，将其他领域的成果通过转换结合到医学影像处理和分析领域中，有可能得到意想不到的效果。

三、医学影像数据及算法面临的挑战

从目前获得的临床经验来看，可以预期人工智能诊断将比以往任何诊断技术更快、更方便和更准确。但是，人工智能在医学影像领域的发展也面临一些挑战，包括如下几方面。

1. 提高用于模型的数据质量

目前，尽管国内发布一些人工智能规范，包括数据标注的共识，但缺乏具体可以实施的细节，以至于无法落到实处。其中，医学图像标注的工具、标注图像合格的具体要求，尤其是病灶轮廓确定，尚缺乏明确的规范和标准。因此，国内亟须建立数据采集、预处理、标注、算法、模型建立和模型验证等规范化的流程。

2. 建立可用于基准研究的医学大数据集

为了衡量不同算法的优劣，需要控制变量，在同一个数据集上进行评估，这个数据集就是用于基准研究的数据集。业界针对自然图像分类任务已经建立了经过标注的超大规模学习训练样本数据集，如 ImageNet、MNIST 等。而大规模医学影像数据标注样本获取则非常困难，原因包括资金资助有限、医学专家标注成本高、医院现状及数据隐私等导致的数据孤岛、异常病灶数据较少等。因此，有必要建立医疗大数据中心及研究院，在解决数据隐私问题的同时，为深度学习研究和企业开发产品提供可用的医疗大数据。

3. 提高算法的准确性和泛化性

尽管目前深度学习算法可实现自动化的病变识别、分割和分类预测，但是敏感度、特异度和准确度仍有待于进一步提高才能实现算法优化的本质提升和疾病机制探索的关键性突破。另外，现在的模型由于数据来源的单一性，往往缺乏泛化性。因此，需要算法、算力和系统架构的真正革新和突破，才能使目前人工智能模型的效果得到本质提升。

第二节　医学影像与大模型

一、大模型

大模型是指具有大规模参数数量和计算能力的深度学习模型，这些模型可以通过在大量的数据上进行训练来提取和学习复杂的模式和特征。这使得它们在各种任务和领域中表现出色，包括 NLP、语音识别、计算机视觉等。

近年来，大型语言模型（large language model，LLM）的快速发展正在革新 NLP 领域，图 10-6 所示的大语言模型进化树梳理了 2018—2023 年间所有大语言模型的"代表"，主要可以分为三类：仅编码器的模型（粉色分支），仅解码器的模型（蓝色分支），以及编码器和解码器的模型（绿色分支）。这些强大的模型在解决各种 NLP 任务方面展现了巨大的潜力，从自然语言理解到生成任务，甚至为通用人工智能铺平了道路。随着 ChatGPT 的爆火，行业对大模型的研究热情高涨，大家意识到大模型的能力已经超出传统意义的算法能力。

生成式大模型在很多任务上表现了其强大的通用能力，同样，在医疗领域可以借助大模型完成该领域的各类型任务，比如电子病历关键信息抽取、基于症状的患者疾病判别

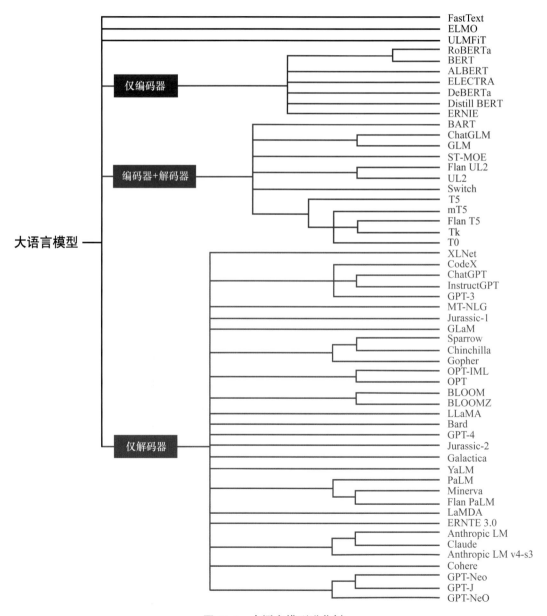

图 10-6　大语言模型进化树

等。然而由于医疗的严肃性，对大模型的输出结果要求更为严格，为了进一步提升模型在医疗领域的能力，一般会在通用大模型的基础上，进一步引入医学数据进行再训练或者模型微调，以便增强大模型在医疗领域的性能。图 10-7 给出了如何选用 LLM 的答案（比如在自然语言理解任务中，微调模型通常是比 LLM 更好的选择，不过 LLM 可以提供强大的泛化能力；而在知识型密集任务中，LLM 学到了更丰富的现实世界知识，所以比微调模型更适合）。

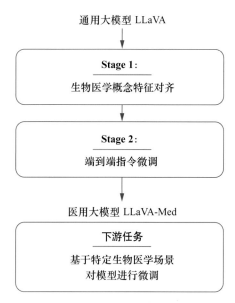

图 10-7 LLaVA-Med 基于通用大模型 LLaVA 的训练流程

1. BioMedLM

斯坦福大学基础模型研究中心和 MosaicML 宣布发布 BioMedLM，这是一种专门构建的人工智能模型，经过训练可以解释生物医学语言。BioMedLM 的训练基于 Pile 数据集的 PubMed Abstracts 和 PubMed Central，该数据集包含大约 500 亿个标记，涵盖来自生物医学文献的 1600 万篇摘要和 500 万篇全文文章，由美国国立卫生研究院策划。BioMedLM 具有 27 亿个参数和 1024 个标记的最大上下文长度的 HuggingFace GPT 模型（仅解码转换器），并在美国医学执照考试的医学问答文本上取得了不俗的结果。

2. LLaVA-Med

微软发布医学多模态大模型——基于 LLaVA 的医学指令微调。在通用领域中，图像-文本数据非常丰富，例如网络图像及其相关的标题。生成式预训练已经被证明是利用这种平行数据进行自监督视觉-语言建模的有效方法，例如多模态 GPT-4 和开源项目 LLaVA。通过根据多模态输入的人类意图调整模型，所得到的大型多模态模型在各种以用户为导向的视觉-语言任务（如图像理解和推理）中表现出强大的零样本任务完成性能，为开发通用的多模态对话助手铺平了道路。然而，虽然在通用领域取得了成功，但是这样的大型多模态模型在生物医学领域的效果较差，因为生物医学图像-文本数据与通用网络内容截然不同。结果显示通用领域的视觉助手可能表现得像一个外行人，不会回答生物医学问题，更糟糕的是产生错误的回答或完全的虚构。生物医学视觉问答目前已经取得了很大进展，但以前的方法通常将问题建模为分类（例如在训练集中观察到的不同答案之间的分类），并且对于开放性指令遵循的任务准备不足。因此，尽管生成式对话人工智能展示了在生物医学应用方面的巨大潜力，但是通常仅限于文本信息。

LLaVA-Med 利用从 PubMedCentral 提取的大规模、广覆盖的生物医学图题数据集，使用 GPT-4 从图题中自我指导生成开放性指令遵循数据，并使用一种新颖的课程学习方法对大型通用领域的视觉−语言模型进行微调。LLaVA-Med 首次尝试将多模态指令调整扩展到生物医学领域，进行端到端的训练以开发生物医学多模态对话助手。图 10-7 为 LLaVA-Med 基于通用大模型 LLaVA 的训练流程，表现出了优秀的多模态对话能力，并能根据开放性指令辅助回答关于生物医学图像的问题。在三个标准生物医学视觉问答数据集上，微调 LLaVA-Med 在某些指标上优于先前的监督式最先进方法（表 10-1）。

表 10-1　多模式聊天指令遵循能力的性能比较，通过评估 GPT-4 相对分数进行衡量

	问题类型		领域					总体
	对话	描述	CXR	MRI	Histology	Gross	CT	
问题计数	（143）	（50）	（37）	（38）	（44）	（34）	（40）	（193）
LLaVA	39.4	26.2	41.6	33.4	38.4	32.9	33.4	36.1
LLaVA-Med								
Stage 1	22.6	25.2	25.8	19.0	24.8	24.7	22.2	23.3
10K	42.4	32.5	46.1	36.7	43.5	34.7	37.5	39.9
60K	53.7	36.9	57.3	39.8	49.8	47.4	52.4	49.4
60K-1M	55.1	36.4	56.2	40.4	52.7	51.8	50.1	50.2

3. SAM：通用人工智能分割大模型

Meta AI 发布了第一个用于图像分割的大规模基础模型，即分割一切模型（segment anything model，SAM）。SAM 最大的亮点是它对未知的数据集和任务具有良好的零样本分割性能。分割过程可全自动（Everything 模式）或由不同的手工提示（Prompt 模式）驱动，例如文字、点和方框。SAM 在各种自然图像分割任务上取得了令人印象深刻的结果，图 10-8 为 SAM 的训练框架。

但是医学图像分割由于多样的成像模式、精细的解剖结构、不明确且复杂的边界以及广泛的物体尺度等而具有极大的挑战性。深圳大学生物医学工程学院倪东教授智能超声团队联合苏黎世联邦理工学院、深圳市人民医院、浙江大学和深圳度影医疗科技等单位整理了一个有 55.3 万幅图像、包含 16 种影像模态和 68 种生物医学领域分割目标的超大规模医学影像分割数据集 COSMOS 553K，并基于该数据集对 SAM 进行了全面、多角度、大规模的细致评估。结果表明 Everything 模式不适用于大多数医学影像分割任务，在这种模

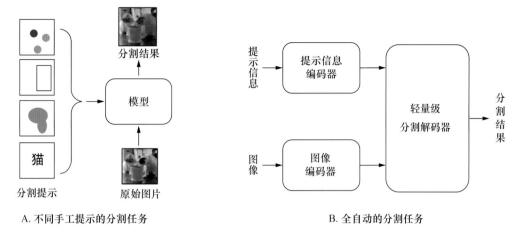

A. 不同手工提示的分割任务　　　　　　　　　B. 全自动的分割任务

图 10-8　SAM 的训练框架

式下，SAM 对医学分割目标的感知能力较差，会输出大量的假阳性预测掩模；在 Prompt 模式下，加入更多前景点可显著提高 SAM 的分割结果。但医学影像中的前景和背景很容易混淆，随机加入负样本点可能会引起分割性能下降；分割目标的不同属性可能影响 SAM 对医学分割目标的感知能力，特别是 SAM 可能会对具有复杂形状、小面积或低对比度的目标分割效果不好。尽管 SAM 有可能成为一个通用的医学影像分割模型，但它在医学影像分割任务中的表现目前还不稳定。

4. GAMI：大模型训练医学全才人工智能

通用医疗人工智能（generalist medical artificial intelligence，GMAI）模型应用了多模态架构、自监督学习和上下文学习等技术，训练大量、多样化的数据集，可以结合医学影像、电子健康记录、基因组学等数据灵活地给出解释和建议，展现了先进的医学推理能力，GMAI 很少需要特定的标记数据，且应用广泛（图 10-9）。

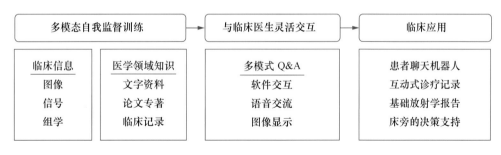

图 10-9　GMAI 模型流程概述

二、医学影像大模型面临的挑战

医学影像大模型具有广泛的应用潜力，但是医疗行业的专业性与严肃性毋庸置疑，医疗场景对问题的容错率低，这自然对语言大模型提出了更高的要求，即人工智能需要基于医疗专业语料给出更专业、更精准的医疗建议；目前医疗数据中有超过 90% 的数据来自于医学影像，这也意味着一个切实有效的、能做出复杂决策的医疗人工智能大模型，需要融合医学影像、文本，甚至语音或是视频等多模态信息以赋能各种医疗场景。如何在充分考虑数据隐私、安全性和伦理等问题的情况下利用大模型，并建立统一的评价方式和自动化的评估工具对后续医疗领域大模型的发展亦是很重要的。

三、大模型在医学影像中潜在的应用

首先，医学影像大模型可以辅助医生进行疾病诊断和预测。通过学习大量的医学图像和病历文本，模型可以识别和分析疾病特征、异常模式，并提供可能的诊断建议。这有助于医生在决策过程中获得更准确的信息，提高诊断的准确性和及时性。其次，医学影像大模型可以用于影像分析和解读，它们能够自动分析医学影像，检测病变、标记异常区域，并提供有关大小、形态和特征的测量。这种自动化的分析有助于加快诊断过程，减少人为错误，提高工作效率。此外，医学影像大模型还可以支持个性化治疗和药物选择。通过分析医学影像和文本数据，模型可以为医生提供针对特定患者的治疗建议，并预测患者对不同药物的反应。这有助于制订个性化的治疗方案，提高治疗效果，并减少副作用的风险。最后，医学影像大模型还可以作为临床决策支持系统的一部分。它们能够为医生提供准确、实时的信息和建议，帮助他们做出更明智的治疗决策。这种系统可以减少主观判断的偏差，提供更一致的诊断结果，并改善患者的预后（图 10-10）。

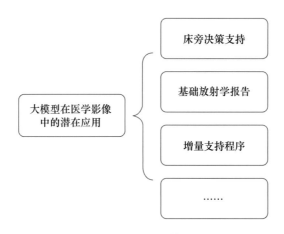

图 10-10　大模型在医学影像中的潜在应用

第三节　人工智能医学影像产品

一、人工智能医学影像产品的现状

在技术与政策的双重驱动下，"人工智能＋医疗"市场持续升温，展现出巨大的应用价值及市场潜力，特别是医学影像的应用领域，更是呈现出百家争鸣的局面。深度学习在

图像识别、语音识别等领域展现出了卓越的能力。深度学习不同于传统的计算机辅助诊断，其受人类大脑的生物学机构启发，搭建网络，模拟人类认知过程，随着对数据的学习，以及算法的改进，其性能可以持续提升。正因如此，基于深度学习的人工智能产品称为新一代人工智能产品。

从 2014 年起到 2021 年底，中国国家药品监督管理局针对国内企业已经发放人工智能产品医疗器械三类证有 42 个。其中，基于医学影像技术诊断和临床决策方面发放 15 个证，包括肺炎 CT 影像辅助分诊与评估软件（4 个）、肺结节 CT 影像辅助检测软件（3 个）、心脏冠状动脉狭窄人工智能辅助诊断（2 个）、冠状动脉 CT 血流储备分数计算软件（2 个）、乳腺 X 线图像计算机辅助检测软件（1 个）、骨折 X 线图像辅助检测软件（2 个）和儿童手部 X 线影像骨龄辅助评估软件（1 个）；与放射治疗相关方面发放了 17 个证，包括三维放射计划系统软件（3 个）、放射治疗轮廓勾画软件（10 个）、粒籽植入放射治疗计划软件（2 个）、适形放射治疗计划系统（1 个）和调强放射治疗计划系统（1 个）；其他方面发放 10 个以上，包括糖尿病视网膜病变眼底图像辅助诊断软件（3 个）、心电图软件（1 个）、颌面外科手术导航（1 个）、骨科手术导航系统（1 个）、立体定向手术计划（1 个）、神经外科手术导航系统（1 个）、头部立体定向手术计划软件（1 个）和口腔种植手术导航系统（1 个）等。42 个产品中有 9 个是与医学影像相关的临床决策系统人工智能软件。这些人工智能三类证中直接与放射影像相关的有 32 个，其中 22 个是近 2 年批准的三类证。这足以说明最近 2 年国内人工智能医学影像产品处于高速发展中，并已经成为医学影像技术关注的热点。

二、人工智能医学影像产品市场化存在的问题

1. 产品研发

（1）产品的鲁棒性：用小数量级数据训练的模型效果也许不错，但放在另一个陌生的数据环境中就有可能在准确性方面差异很大。为了保证产品普遍使用的稳定性，深度学习技术具有高度依赖数据的特征，数据的质量与数量直接影响产品性能的优劣（见本章第一节）。

（2）产品的易用性：一个好的算法和训练有效的模型并不代表在临床应用场景中能够很好地使用。模型预测如何融入临床医师的工作流是人工智能公司所面临的很大挑战。各个医院的 HIS 等信息化系统千差万别，如何确保医院的网络能够顺畅地对接人工智能服务器，安装人工智能医学影像产品之后信息化系统仍能稳定运转，医师在原有阅片流程中方便地观察人工智能结果而不需要打开另外的客户端，并将结果简单地融入患者诊断报告系统，这些不仅是医院最关注的内容之一，也是每个人工智能厂家的必修课。只有解决好这些问题，成为易用化的产品，才能最终被医师所接受。

（3）产品的安全性：需要明确医学影像数据的所有权和使用权，进一步健全数据安全性和规范化使用的法律法规，建立健全人工智能医学影像产品使用的伦理规范。此外，医疗数据作为国家战略基础资源，医院作为数据的保有方，需要政府加强立法层面开发数据的义务；同时随着智能医疗影像企业与境外医疗机构的共同研发，如何防范中国数据流出

境外的风险也应制订相应的约束规则。

2. 产品评价与市场准入

目前，医疗大数据服务、医院网络化平台、人工智能辅助诊断功能指标等方面的应用标准多为空白。评价人工智能医学影像产品的临床试验多是各个公司自己设计展开，由于设计和技术水平的差异，结果可信度差别很大。在众多人工智能医疗影像辅助产品参差不齐的情况下，需要建立和开发系统性的测试方法和指标体系，明确其安全性和可靠性，推动人工智能安全认证，助力安全、有效的时长和产品监管，帮助相关企业尽快完成产品验证和获批注册证。

三、人工智能医学影像产品的发展趋势

人工智能在医学影像领域的应用具有重大的价值和广阔的前景。加快人工智能医学影像产品临床应用和产业建设步伐，完善患者隐私和数据安全（特别是基于云计算技术的数据安全）以及数据分享等行业政策和法规，加强人工智能相关知识培训和宣传，搭建产学研用合作交流平台和相关转化机制，将有助于中国医学影像人工智能产业向着标准化和规范化的方向进一步发展。

从人工智能医学影像发展的趋势来看，未来人工智能医学影像产品的趋势主要在于将人工智能技术融入医学影像成像链中，从患者资料登记开始，融入到摆位、自动设置扫描参数、图像重建、质量控制、数据分析和完成报告全过程。人工智能产品的功能会从现在的图像检出、分割、量化、疾病诊断，进一步发展到疗效评估、治疗决策等方面，会由原来单任务学习趋向多任务学习，实现一站式多维度的信息展示，比如从胸部肺结节检出到胸部疾病的检出，这样更符合临床诊疗思路。未来会实现医学影像人工智能软硬件一体化发展，一方面提升人工智能的计算效率，另一方面为软件提供更优秀的使用界面和互动载体。将硬件与软件结合的人工智能技术能够为临床带来更大益处，比如患者自动摆位、自动确定扫描范围、自动完成和打印报告等将显著提高临床工作效率。以患者为中心，人工智能将会进入患者看病的全流程中，院前筛查、院内检查、诊断和治疗等环节都会有人工智能技术。人工智能将融入医学影像，但是也会超越医学影像，提供来自实验室、临床、基因检测的信息，使得医学影像诊断更加有信心，更能符合临床需求。人工智能产品将推动智能医学进入快速发展阶段。人工智能产品的落地扩宽了医疗服务的边界，随着国家卫生健康委对智能化医疗机构认证的开展，未来智慧科室、智慧医院的概念会逐步深入人心，智慧医院的全流程改造也会在不远的将来成为现实。

参考文献

［1］中华医学会放射学分会医学影像大数据与人工智能工作委员会，中华医学会放射学分会腹部学组，中华医学会放射学分会磁共振学组 . 肝脏局灶性病变 CT 和 MRI 标注专家共识（2020）［J］. 中华放射学杂志，2020，54（12）：1145-1152.

［2］中华医学会放射学分会，中国食品药品检定研究院，国家卫生健康委能力建设与继续教育中心，等 . 胸部 CT 肺结节数据集构建及质量控制专家共识［J］. 中华放射学杂志，2021，55（2）：104-110.

［3］Rister B，Yi D，Shivakumar K. et al. CT-ORG，a new dataset for multiple organ segmentation in computed tomography ［J］. Sci Data，2020，7（1）：381.

［4］Li X，Sun Z，Xue J，et al. A concise review of recent few-shot meta-learning methods ［J］. Neurocomputing，2021，456：463-468.

［5］Xin Yi，Ekta W，Paul B. Generative adversarial network in medical imaging：A review ［J］. Med Image Anal，2019，58：101552.

［6］田娟秀，刘国才，谷珊珊，等. 医学图像分析深度学习方法研究与挑战 ［J］. 自动化学报，2018，44（3）：401-424.

［7］Yu K H，Beam A L，Kohane I S. Artificial intelligence in healthcare ［J］. Nat Biomed Eng，2018，2（10）：719-731.

［8］He J，Baxter S L，Xu J，et al. The practical implementation of artificial intelligence technologies in medicine ［J］. Nat Med，2019，25（1）：30-36.

［9］Benjamens S，Dhunnoo P，Meskó B. The state of artificial intelligence-based FDA-approved medical devices and algorithms：an online database ［J］. NPJ Digit Med，2020，3：118.

［10］Jiang F，Jiang Y，Zhi H，et al. Artificial intelligence in healthcare：past，present and future ［J］. Stroke Vasc Neurol，2（4）：230-243.

［11］中国医学影像 AI 产学研用创新联盟. 中国医学影像 AI 白皮书 ［EB/OL］.［2019-03-26］. https：// headoffer.com/ChineseMedicalImagingAIWhitePaper.pdf.

［12］Matheny M E，Whicher D，Thadaney I S. Artificial intelligence in health care：a report from the National Academy of Medicine ［J］. JAMA，2020，323（6）：509-510.

［13］Price W N，Gerke S，Cohen I G. Potential liability for physicians using artificial intelligence ［J］. JAMA，2019，322（18）：1765-1766.

［14］Harvey H B，Gowda V. How the FDA regulates AI ［J］. Acad Radiol，2020，27（1）：58-61.

［15］Ratner M. FDA backs clinician-free AI imaging diagnostic tools ［J］. Nat Biotechnol，2018，36（8）：673-674.

［16］Savadjiev P，Chong J，Dohan A，et al. Demystification of AI-driven medical image interpretation：past，present and future ［J］. Eur Radiol，2019，29（3）：1616-1624.

（本章作者：武春雪　卢洁）

缩略语

AD	阿尔茨海默病	Alzheimer's disease
ADNI	AD 神经影像倡议	Alzheimer's disease neuroimaging initiative
AI	人工智能	artificial intelligence
ANN	人工神经网络	artificial neural network
AP	平均精度	average precision
ASPECTS	阿尔伯特脑卒中早期 CT 评分	Alberta stroke program early CT score
ASSD	平均对称表面距离	average symmetric surface distance
AUC	曲线下面积	area under curve
BN	批量归一化	batch normalization
BP	反向传播	back-propagating
CAD	计算机辅助诊断	computer-aided diagnosis
CBF	脑血流量	cerebral blood flow
CCTA	冠状动脉 CT 血管成像	coronary computed tomographic angiography
CMB	脑微出血	cerebral microbleed
CNN	卷积神经网络	convolutional neural network
CRT	放化疗	chemoradiotherapy
CS	压缩感知	compressed sensing
CT	计算机断层成像	computed tomography
CTP	CT 灌注	CT perfusion
DBN	深度信念网络	deep belief network
D-CNN	深度卷积神经网络	deep convolutional neural network
DICOM	医学数字成像和通信	digital imaging and communication in medicine
DL	深度学习	deep learning
DLIR	深度学习图像重建	deep learning image reconstruction
DNN	深度神经网络	deep neural network
DSC	Dice 相似系数	Dice similarity coefficient
FBP	滤波反投影	filtered back projection
FCN	全卷积网络	fully convolutional network
FL	联邦学习	federated learning
FNN	前馈神经网络	feedforward neural network

FNR	欠分割率	false negative rate
FPR	过分割率	false positive rate
Fusion-MDCNN	融合多维度卷积神经网络	fusion-multiscale densely convolutional neural network
GAN	生成对抗网络	generative adversarial network
GLCM	灰度共生矩阵	gray-level co-occurrence matrix
GLRLM	灰度游程长度矩阵	gray-level run-length matrix
GMAI	通用医疗人工智能	generalist medical artificial intelligence
HIS	医院信息系统	hospital information system
HOG	方向梯度直方图	histogram of oriented gradient
ICC	组内相关系数	intraclass correlation coefficient
IOU	交并比	intersection-over-union
IRT	迭代重建技术	iterative reconstruction technique
KNN	k 近邻算法	k-nearest neighbor
LLM	大型语言模型	large language model
LSTM	长短期记忆	long short-term memory
MAI	医学人工智能	medical artificial intelligence
mAP	均值平均精度	mean average precision
MCI	轻度认知障碍	mild cognitive impairment
MI	医学影像学	medical imaging
ML	机器学习	machine learning
MLP	多层感知机	multilayer perceptron
MNIST	修订版美国国家标准与技术研究所数据集	modified National Institute of Standards and Technology database
MRI	磁共振成像	magnetic resonance imaging
MS	多发性硬化	multiple sclerosis
MSSD	最大对称表面距离	maximum symmetric surface distance
NLP	自然语言处理	natural language processing
NWI	标准化管壁指数	normal wall index
OS-EM	有序子集期望值最大化算法	order subsets-expectation maximization
PA	像素精度	pixel accuracy
PCA	主成分分析	principal components analysis
PCR	病理完全缓解	pathological complete response
PD	帕金森病	Parkinson's disease
PDF	概率密度函数	probability density function
PET	正电子发射断层成像	positron emission tomography

PMF	概率质量函数	probability mass function
PReLU	参数修正线性单元	parametric rectified linear unit
PSNR	峰值信噪比	peak signal-to-noise ratio
PSPNet	金字塔场景分析网络	pyramid scene parsing network
R-CNN	区域卷积神经网络	regions with CNN features
ReLU	线性整流函数	rectified linear unit
ResNet	残差网络	residual network
RL	强化学习	reinforcement learning
RMSD	均方根对称表面距离	root mean square symmetric surface distance
RNN	循环神经网络	recurrent neural network
ROC	受试者工作特征	receiver operating characteristic
ROI	感兴趣区	region of interest
RPN	区域建议网络	region proposal network
SAE	栈式自动编码器	stacked auto-encoder
SAM	分割一切模型	segment anything model
SAS	统计分析系统	statistical analysis system
SBRT	体部立体定向放疗	stereotactic body radiotherapy
SIFT	尺度不变特征转换	scale-invariant feature transform
SPECT	单光子发射计算机断层成像	single-photon emission computerized tomography
SPP	空间金字塔池化	spatial pyramid pooling
SPPNet	空间金字塔池化网络	spatial pyramid pooling network
SPSS	统计产品与服务解决方案软件	statistical product and service solution
SSD	单步多框目标检测	single shot multibox detector
SSIM	结构相似性指数	structure similarity index measurement
SVM	支持向量机	support vector machine
TL	迁移学习	transfer learning
T_{max}	残余功能达峰时间	time to maximum of the residue function
US	超声	ultrasound
ViT	视觉转化器	vision transformer
XML	可扩展标记语言	extensible markup language